Paula Brandstetter

Snelle diagnose van psychische stoornissen

bup

Paula Brandstetter

Snelle diagnose van psychische stoornissen

ISBN: 978-3-68904-296-7 (Paperback)
ISBN: 978-3-68904-309-4(E-Book)

Copyright: Bremen University Press, Bremen, 2024.
Het manuscript mag niet geheel of gedeeltelijk worden gebruikt zonder voorafgaande schriftelijke toestemming van de uitgever.

Eerste uitgave
Maart 2024
Versie 1.0
Gedrukt in de Europese Unie
bup@bremenuniversitypress.com
www.bremenuniversitypress.com

Paula Brandstetter

Snelle diagnose van psychische stoornissen

Overzicht

INLEIDING   6

DE BASISPRINCIPES VAN GEESTELIJKE GEZONDHEID   29

INZICHT IN PSYCHISCHE STOORNISSEN   48

WAARSCHUWINGSSIGNALEN EN SYMPTOMEN HERKENNEN   66

VAN STOORNIS NAAR DIAGNOSE   76

WAT NU?   88

Inhoudsopgave

INLEIDING 6

INLEIDING EN DOELSTELLINGEN VAN HET BOEK	6
BELANG VAN HET ONDERWERP GEESTELIJKE GEZONDHEID	9
WERELDWIJDE STRESS EN DE GEVOLGEN ERVAN	10
STIGMA EN SOCIALE ACCEPTATIE	10
PREVENTIE EN VROEGTIJDIGE OPSPORING	11
DE WERELD VAN WERK EN GEESTELIJKE GEZONDHEID	11
BETEKENIS VOOR DE VOLKSGEZONDHEID	12
WAAROM GEESTESZIEKEN ZICH VAAK ALLEEN GELATEN VOELEN	**12**
STIGMATISERING EN SOCIALE PERCEPTIE	13
GEBREK AAN MIDDELEN EN TOEGANKELIJKHEID	13
ONVOLDOENDE TRAINING EN BEWUSTZIJN	14
GEFRAGMENTEERD AANBOD	14
SOCIALE DRUK EN MISVERSTANDEN	15
GRENZEN VAN LEKENDIAGNOSE	**17**
BELANG VAN PROFESSIONELE ONDERSTEUNING	**22**
DE MOEILIJKHEID MET PROFESSIONELE DIAGNOSES	**23**
INTERDISCIPLINAIRE PERSPECTIEVEN	**25**
PSYCHIATER	25
PSYCHOLOGEN	25
PSYCHOTHERAPEUTEN	26
DE GRENZEN VAN HET HUIDIGE ONDERZOEK	27

DE BASISPRINCIPES VAN GEESTELIJKE GEZONDHEID 29

DEFINITIE VAN GEESTELIJKE GEZONDHEID EN ZIEKTE	29
OVERZICHT VAN HET SPECTRUM VAN PSYCHISCHE STOORNISSEN	31
AFFECTIEVE STOORNISSEN (STEMMINGSSTOORNISSEN)	31
ANGSTSTOORNISSEN	32
OBSESSIEVE-COMPULSIEVE EN VERWANTE STOORNISSEN	34
EETSTOORNISSEN	35
PSYCHOTISCHE STOORNISSEN	37
PERSOONLIJKHEIDSSTOORNISSEN	38
TRAUMA EN STRESSGERELATEERDE AANDOENINGEN	39
STOFGERELATEERDE EN VERSLAVINGSSTOORNISSEN	41

OORZAKEN EN RISICOFACTOREN VOOR PSYCHISCHE AANDOENINGEN	**42**
GENETISCHE FACTOREN	42
BIOLOGISCHE FACTOREN	43
OMGEVINGSFACTOREN	43
PSYCHOSOCIALE FACTOREN	43
LEEFSTIJL EN GEDRAG	44
ONTWIKKELINGSGERELATEERDE FACTOREN	44
HET BELANG VAN VEERKRACHT EN PREVENTIE	**45**
VEERKRACHT	45
PREVENTIE	46

INZICHT IN PSYCHISCHE STOORNISSEN 48

DEPRESSIEVE STOORNISSEN: TEKENEN EN SYMPTOMEN	**48**
EMOTIONELE SYMPTOMEN	48
LICHAMELIJKE SYMPTOMEN	49
COGNITIEVE SYMPTOMEN	49
ANGSTSTOORNISSEN: KENMERKEN HERKENNEN	**50**
OVERMATIGE ZORGEN EN ANGST	50
LICHAMELIJKE SYMPTOMEN	50
VERMIJDINGSGEDRAG	51
PANIEKAANVALLEN	51
COGNITIEVE VERVORMINGEN	51
SOCIALE TERUGTREKKINGSNEIGINGEN	52
BIPOLAIRE EN AANVERWANTE STOORNISSEN	**52**
MANISCHE EPISODES	52
HYPOMANE EPISODES	53
DEPRESSIEVE EPISODEN	53
AFLEVERINGEN VERANDEREN	54
SCHIZOFRENIE EN ANDERE PSYCHOTISCHE STOORNISSEN	**54**
POSITIEVE SYMPTOMEN	55
NEGATIEVE SYMPTOMEN	56
COGNITIEVE SYMPTOMEN	56
PERSOONLIJKHEIDSSTOORNISSEN	**57**
CLUSTER A (DE "EXCENTRIEKE")	57
CLUSTER B (DE "DRAMATISCHE, EMOTIONELE OF HUMEURIGE")	58
CLUSTER C (DE "ANGSTIGE OF BANGE")	58
STOORNISSEN GERELATEERD AAN MIDDELENMISBRUIK	**59**
EETSTOORNISSEN EN STOORNIS IN DE LICHAAMSBELEVING	**61**
EETSTOORNISSEN	61

LICHAAMSDYSMORFISCHE STOORNIS	62
TRAUMA EN STRESSGERELATEERDE AANDOENINGEN	63
POSTTRAUMATISCHE STRESSSTOORNIS (PTSS)	64
ACUTE STRESSSTOORNIS	65
AANPASSINGSSTOORNISSEN	65

WAARSCHUWINGSSIGNALEN EN SYMPTOMEN HERKENNEN 66

GEDRAGSVERANDERINGEN ALS VROEGTIJDIGE WAARSCHUWINGSSIGNALEN	66
SOCIALE TERUGTREKKING	66
VERANDERINGEN IN SLAAP- OF EETGEDRAG	67
STEMMINGSWISSELINGEN	67
ACCEPTATIE VAN DE SERVICE	67
VERHOOGDE GEVOELIGHEID	67
VERANDERINGEN IN ENERGIENIVEAUS	68
VERWAARLOZING VAN PERSOONLIJKE HYGIËNE	68
RISICOGEDRAG	68
COMMUNICATIE EN TAAL: AFWIJKINGEN HERKENNEN	69
SPRAAKPATRONEN VERANDEREN	69
MOEILIJKHEDEN MET TAALBEGRIP	70
VERANDERINGEN IN TAALGEBRUIK	70
MOEILIJKHEDEN IN PRAGMATISCHE COMMUNICATIE	70
SOCIALE COMMUNICATIE	71
EMOTIONELE TEKENEN EN AANWIJZINGEN	71
LICHAMELIJKE SYMPTOMEN EN PSYCHOSOMATISCHE SIGNALEN	73

VAN STOORNIS NAAR DIAGNOSE 76

AANHOUDEND VERDRIET, DEPRESSIE OF EEN LEGE EMOTIONELE TOESTAND:	79
VERLIES VAN INTERESSE OF PLEZIER IN ACTIVITEITEN WAAR JE EERDER VAN GENOOT:	79
GEWICHTSVERLIES OF GEWICHTSTOENAME ZONDER TE PROBEREN OP DIEET TE GAAN, VERANDERINGEN IN EETLUST	80
SLAAPSTOORNISSEN OF OVERMATIG SLAPEN:	80
GEBREK AAN ENERGIE OF TOEGENOMEN VERMOEIDHEID	80
GEVOELENS VAN WAARDELOOSHEID OF BUITENSPORIGE SCHULD:	80
MOEITE MET DENKEN, CONCENTREREN OF BESLISSINGEN NEMEN:	80
GEDACHTEN AAN DOOD OF ZELFMOORD:	80

OVERMATIGE ZORGEN EN ANGST DIE MOEILIJK ONDER CONTROLE TE KRIJGEN ZIJN	81
RUSTELOOSHEID OF SNEL UITGEPUT ZIJN	81
MOEITE MET CONCENTREREN OF LEEGTE IN HET HOOFD	81
PRIKKELBAARHEID	81
SPIERSPANNING	81
SLAAPSTOORNISSEN	81
WANEN	81
HALLUCINATIES, STEMMEN	82
ONGEORGANISEERD DENKEN (BLIJKT UIT ONGEORGANISEERD TAALGEBRUIK)	82
ERNSTIG AFWIJKEND MOTORISCH GEDRAG, INCLUSIEF KATATONIE	82
NEGATIEVE SYMPTOMEN (BIJV. AFGEVLAKTE AFFECTEN, ALOGIE, WILSZWAKTE)	82
PLOTSELINGE EN HERHAALDE AANVALLEN VAN INTENSE ANGST OF TERREUR	82
HARTKLOPPINGEN, HARTKLOPPINGEN OF VERSNELDE HARTSLAG	82
ZWETEN, TRILLEN OF BEVEN	82
GEVOELENS VAN KORTADEMIGHEID OF VERSTIKKING	83
GEVOEL VAN CONTROLEVERLIES OF ANGST OM GEK TE WORDEN OF DOOD TE GAAN	83
OBSESSIEVE GEDACHTEN DIE ALS OPDRINGERIG EN ONGEWENST WORDEN ERVAREN EN DIE EEN AANZIENLIJKE ANGST OF ONGEMAK VEROORZAKEN	83
COMPULSIEVE GEDRAGINGEN DIE DE PERSOON HET GEVOEL GEVEN DAT ZE MOETEN WORDEN UITGEVOERD, VAAK IN REACTIE OP EEN OBSESSIEVE GEDACHTE OF VOLGENS STRIKTE REGELS	83
DE TRAUMATISCHE GEBEURTENIS HERBELEVEN DOOR FLASHBACKS, NACHTMERRIES OF VERONTRUSTENDE HERINNERINGEN	83
VERMIJDEN VAN HERINNERINGEN OF EXTERNE SIGNALEN DIE HERINNEREN AAN HET TRAUMA	84
NEGATIEVE VERANDERINGEN IN GEDACHTEN EN STEMMING, ZOALS HET GEVOEL VAN EEN AANHOUDENDE NEGATIEVE EMOTIONELE TOESTAND	84
VERHOOGDE AROUSAL EN REACTIVITEIT, ZOALS OVERMATIGE SPRINGERIGHEID OF SLAAPSTOORNISSEN	84
EXTREME ANGST OM AAN TE KOMEN, VERVORMD LICHAAMSBEELD, RESTRICTIEF EETGEDRAG	84
EPISODEN VAN EETBUIEN GEVOLGD DOOR BRAKEN OF ANDER COMPENSATIEGEDRAG	84
EETBUIEN ZONDER REGELMATIG COMPENSATIEGEDRAG	84
INSTABIELE INTERPERSOONLIJKE RELATIES, ZELFBEELD EN AFFECTEN; IMPULSIEF GEDRAG	85
GEBREK AAN EMPATHIE VOOR ANDEREN, BEHOEFTE AAN BEWONDERING, EEN OVERDREVEN GEVOEL VAN EIGEN BELANGRIJKHEID	85
MINACHTING EN SCHENDING VAN DE RECHTEN VAN ANDEREN, LEUGENS, AGRESSIEF GEDRAG	85
MOEITE OM ZORGEN ONDER CONTROLE TE HOUDEN.	85

Rusteloosheid of het gevoel opgewonden te zijn of "op het einde"; snel
vermoeid zijn; moeite met concentreren of gedachteloosheid;
prikkelbaarheid; spierspanning; slaapstoornissen. 85
Duidelijke en aanhoudende angst voor een of meer sociale of
uitvoeringssituaties waarin de persoon wordt blootgesteld aan
mogelijke kritiek van anderen. 86
De persoon is bang dat hij symptomen van angst vertoont die gênant of
vernederend zijn. 86
Sociale situaties worden bijna altijd ervaren met intense angst of
ongemak of worden volledig vermeden. 86
Dwangneuroses over specifieke onderwerpen zoals netheid, orde,
symmetrie, religie of seksuele gedachten 86
Herhaaldelijk uittrekken van het eigen haar, wat leidt tot haaruitval. 86
Toenemende spanning vlak voor het uitscheuren of wanneer je de impuls
probeert te weerstaan. 86
Tevredenheid, plezier of opluchting bij het uittrekken van haar. 87
Overmatige vergelijking van uiterlijk met anderen, overmatig gebruik van
kleding of make-up om vermeende gebreken te verbergen. 87
Sterke overtuiging dat een gebrek hen lelijk of misvormd maakt, zelfs als
het waargenomen gebrek onzichtbaar is voor anderen. 87

WAT NU? 88

Inleiding

Inleiding en doelstellingen van het boek

In het hart van onze snelle en vaak overweldigende wereld ligt een stille epidemie die niet alleen de diepten van de menselijke geest raakt, maar ook het sociale weefsel van onze gemeenschappen vormt: geestelijke gezondheid.

Het belang van dit onderwerp heeft de laatste jaren steeds meer aandacht gekregen, wat heeft geleid tot een groeiende behoefte aan begrip en empowerment op individueel niveau. Tegen deze achtergrond is het doel van dit boek om een brug te slaan tussen het complexe veld van psychische stoornissen en degenen die zichzelf zien als beginners op dit gebied, of het nu is uit persoonlijke interesse, bezorgdheid om een dierbare of de wens om een ondersteunende omgeving te creëren. Of omdat je er zelf mee te maken hebt.

De weg door de jungle van geestesziekten begint voor iedereen met een centrale zorg: Hoe kun je de eerste tekenen van een psychische stoornis herkennen? En hoe interpreteer je ze op de juiste manier?

Deze vragen zijn van immens belang, omdat vroegtijdige herkenning en de juiste ondersteuning doorslaggevend kunnen zijn om het verloop van een psychische aandoening positief te beïnvloeden. Maar hoe onderscheid je persoonlijke eigenaardigheden van het begin van een ziekte? En, als je de eerste tekenen waarneemt, waar zijn deze dan van?

We leven in een tijd waarin het stigma rond psychische aandoeningen langzaam afneemt, maar de uitdaging blijft om de subtiele en vaak verkeerd begrepen signalen te herkennen die kunnen wijzen op een onderliggende stoornis.

Het stigma rond geestesziekten heeft diepe historische wortels en wordt gevoed door verschillende factoren, waaronder onwetendheid, misvattingen en culturele stereotypen. Deze stigmatisering betekent dat geestesziekten vaak worden geassocieerd met schaamte, angst en isolement, wat niet alleen stressvol is voor de getroffenen zelf, maar ook voor hun familie en vrienden. Angst voor marginalisatie en discriminatie kan mensen ervan weerhouden hun symptomen te delen of hulp te zoeken, wat een vroege en accurate diagnose veel moeilijker kan maken.

Stigmatisering beïnvloedt de perceptie van psychische aandoeningen in de samenleving en ondermijnt de ernst van deze aandoeningen. Veel mensen praten niet graag over hun geestelijke gezondheid of zoeken professionele hulp uit angst om gezien te worden als zwak of niet in staat om met hun problemen om te gaan. Deze houding kan leiden tot het uitstellen of vermijden van een diagnose, omdat patiënten hun symptomen vaak proberen te verbergen totdat ze niet langer genegeerd kunnen worden. In de tussentijd kunnen hun aandoeningen verergeren, waardoor behandeling moeilijker wordt en de kans op herstel afneemt.

Stigmatisering bemoeilijkt ook de dialoog over geestelijke gezondheid in de publieke sector en de gezondheidszorg. Zelfs op medisch en psychosociaal gebied kunnen vooroordelen en misvattingen over geestelijke ziekten de kwaliteit van de zorg beïnvloeden. Professionals kunnen onbewust stigmatiserende houdingen aannemen die de therapeutische relatie belasten en de diagnose en behandeling beïnvloeden.

Stigmatisering draagt ook bij aan een gebrek aan middelen en ondersteuning voor geestelijke gezondheidszorg. Ondanks de groeiende erkenning van het belang van geestelijke gezondheid, zijn de financiering en beschikbaarheid van diensten vaak ontoereikend, waardoor de toegang tot gekwalificeerde hulp verder wordt beperkt.

In dit boek zullen we samen onderzoeken hoe psychische aandoeningen zich kunnen manifesteren, van de meest voorkomende stoornissen zoals depressie en angst tot minder bekende aandoeningen zoals bipolaire stoornissen en persoonlijkheidsstoornissen. Naast een overzicht van psychische stoornissen en hun symptomen, biedt dit boek praktische adviezen en strategieën om ondersteuning te bieden zonder het belang van grenzen en de eigen geestelijke gezondheid te verwaarlozen. Het benadrukt hoe cruciaal het is om ruimte te creëren voor open en niet-oordelende gesprekken en tegelijkertijd te herkennen wanneer en hoe je professionele hulp kunt zoeken.

Uiteindelijk is dit boek een oproep tot actie, niet alleen om de tekenen van psychische aandoeningen te herkennen, maar ook om een cultuur van steun, begrip en zorg te bevorderen. Het is een uitnodiging om betrokken te raken bij het onderwerp geestelijke gezondheid, om vooroordelen te doorbreken en bij te dragen aan een samenleving waarin het welzijn van de geest net zo serieus wordt genomen als lichamelijke gezondheid. Door kennis, begrip en medeleven kunnen we samen een verschil maken.

Het is echter belangrijk om van meet af aan duidelijk te maken dat een snelle diagnose van geestelijke ziekten door leken risico's en beperkingen met zich meebrengt. Een dergelijke diagnose kan en mag nooit de deskundige blik van een professionele psychiater of psychotherapeut vervangen. In plaats daarvan is dit boek bedoeld als een gids om lezers in staat te stellen signalen en symptomen beter te begrijpen, empathische gesprekken te voeren en effectieve eerste hulp te bieden, waarbij de noodzaak van professionele beoordeling wordt benadrukt.

Belang van het onderwerp geestelijke gezondheid

Het belang van geestelijke gezondheid in de wereld van vandaag kan nauwelijks overschat worden. In een wereld die gekenmerkt wordt door snelle technologische vooruitgang, sociale veranderingen en wereldwijde uitdagingen als nooit tevoren, vormt geestelijke gezondheid de kern van ons individuele en collectieve welzijn.

Het erkennen en begrijpen van geestelijke gezondheid als een integraal onderdeel van de algehele gezondheid is vaak cruciaal voor het verbeteren van de kwaliteit van leven, het verhogen van de productiviteit en uiteindelijk het creëren van een veerkrachtigere samenleving.

Wereldwijde stress en de effecten ervan

Hoewel globalisering en digitalisering veel voordelen hebben gebracht, gaan ze ook gepaard met een toename van stress, angst en depressie. Constante connectiviteit via smartphones en sociale media kan leiden tot overprikkeling en een overdaad aan informatie, wat op zijn beurt de mentale stress verhoogt. De COVID-pandemie heeft deze trends verergerd en de geestelijke gezondheid verder op de voorgrond geplaatst door een verstrekkende invloed te hebben op het welzijn van mensen over de hele wereld.

Stigma en sociale acceptatie

Ondanks de groeiende erkenning is het stigma dat verbonden is aan psychische aandoeningen nog steeds een belangrijke barrière om hulp te zoeken. Het bevorderen van begrip en acceptatie van psychische aandoeningen is cruciaal om dit stigma te doorbreken en het voor de betrokkenen gemakkelijker te maken om toegang te krijgen tot de ondersteuning en behandeling die ze nodig hebben. Een open discussie over geestelijke gezondheid op scholen, op het werk en in het openbaar kan helpen om mythes te ontkrachten en een cultuur van zorg en ondersteuning te bevorderen.

Preventie en vroegtijdige opsporing

Investeren in de preventie en vroegtijdige opsporing van geestelijke stoornissen is van onschatbare waarde. Door het promoten van een gezonde levensstijl, inclusief voldoende beweging, gezond eten en stressmanagement, kunnen veel geestelijke gezondheidsproblemen voorkomen of in ernst verminderd worden. Voorlichtingsprogramma's om mensen bewust te maken van de tekenen en symptomen van psychische aandoeningen zijn ook belangrijk om een vroege diagnose en behandeling mogelijk te maken.

De wereld van werk en geestelijke gezondheid

Het onderwerp geestelijke gezondheid wordt natuurlijk steeds belangrijker op het werk. Bedrijven erkennen dat het welzijn van hun werknemers direct gekoppeld is aan productiviteit en succes. Het implementeren van programma's voor geestelijke gezondheid, flexibele werktijden en het creëren van een inclusieve bedrijfscultuur die openheid en ondersteuning bevordert, zijn cruciale stappen op weg naar een gezondere werkomgeving.

Betekenis voor de volksgezondheid

Geestelijke gezondheid is niet alleen een individuele kwestie; het heeft ook verstrekkende gevolgen voor de volksgezondheid. Geestelijke stoornissen behoren wereldwijd tot de belangrijkste oorzaken van invaliditeit en zijn nauw verbonden met andere gezondheidsproblemen, waaronder hart- en vaatziekten en diabetes. Het integreren van geestelijke gezondheidszorg in de algemene gezondheidszorg, het verbeteren van de toegang tot geestelijke gezondheidszorg en het zorgen voor voldoende financiering zijn belangrijk om de algemene gezondheidszorg te verbeteren.

In het algemeen is het bevorderen van de geestelijke gezondheid een van de grootste uitdagingen van onze tijd, maar ook een van de grootste kansen voor vooruitgang en verandering. Door het belang van geestelijke gezondheid te erkennen en actie te ondernemen om geestelijke gezondheid te ondersteunen, kunnen we niet alleen het leven van individuen verbeteren, maar ook bijdragen aan het welzijn van de samenleving als geheel.

Waarom geesteszieken zich vaak alleen gelaten voelen

Het gevoel alleen gelaten te worden onder mensen met psychiatrische stoornissen kan worden toegeschreven aan een aantal factoren die geworteld zijn in zowel het gezondheidszorgsysteem zelf als de perceptie en behandeling van geestelijke gezondheidsproblemen door de samenleving. De vraag of het gezondheidszorgsysteem overweldigd is, kan niet op een algemene manier beantwoord worden, omdat dit afhangt van veel variabelen, waaronder het land, de regio, de beschikbare middelen en het specifieke beleid voor geestelijke gezondheid. Er zijn echter een aantal gemeenschappelijke thema's die vaak naar voren komen in discussies over geestelijke gezondheidszorg en de uitdagingen ervan.

Stigmatisering en sociale perceptie

Een van de belangrijkste redenen waarom mensen met een psychiatrische ziekte zich vaak alleen voelen staan, is de stigmatisering van psychische aandoeningen. Ondanks de toenemende educatie en bewustwording blijft het stigma sterk en kan het ervoor zorgen dat mensen geen hulp zoeken of hun ziekte verbergen. Dit stigma kan ook komen van zorgverleners, vrienden, familieleden en de samenleving als geheel, waardoor gevoelens van isolement toenemen.

Gebrek aan middelen en toegankelijkheid

In veel delen van de wereld kampen gezondheidszorgsystemen met een gebrek aan middelen als het gaat om geestelijke gezondheidszorg. Dit omvat niet alleen financiële middelen, maar ook de beschikbaarheid van gespecialiseerd personeel zoals psychiaters, psychotherapeuten en ondersteunende diensten. Lange wachttijden voor therapieplaatsen en onvoldoende zorgfaciliteiten kunnen ertoe leiden dat mensen met een psychiatrische ziekte zich verwaarloosd en in de steek gelaten voelen.

Onvoldoende training en bewustzijn

De training van zorgverleners op het gebied van geestelijke gezondheid kan soms ontoereikend zijn, wat leidt tot suboptimale zorg. Een gebrek aan gespecialiseerde kennis en begrip kan ertoe bijdragen dat de behoeften van mensen met geestelijke gezondheidsproblemen niet volledig worden herkend of niet op de juiste manier worden behandeld.

Gefragmenteerd aanbod

De gefragmenteerde zorg voor mensen met psychische aandoeningen is een belangrijke uitdaging die een aanzienlijke impact kan hebben op de betrokkenen. Aan de basis van dit probleem ligt een gebrek aan coördinatie en communicatie tussen verschillende diensten en zorgniveaus, zoals huisartsen, psychiaters, psychotherapeuten en sociale ondersteuningsdiensten. Dit leidt vaak tot een situatie waarin de zorg niet naadloos op elkaar aansluit, informatie niet effectief wordt uitgewisseld tussen de betrokken diensten en behandelplannen niet op elkaar zijn afgestemd.

In de praktijk betekent dit dat patiënten mogelijk niet de consistente en uitgebreide zorg krijgen die ze nodig hebben. Een huisarts kan bijvoorbeeld een eerste diagnose stellen en doorverwijzen naar een specialist, maar zonder goede contacten en communicatie tussen deze niveaus kunnen er vertragingen optreden of kan er een gebrek aan follow-up zijn. Patiënten kunnen zich verloren voelen en onzeker over de volgende stappen, of ze kunnen moeite hebben om toegang te krijgen tot aanbevolen gespecialiseerde diensten.

Bovendien kan het gebrek aan coördinatie leiden tot dubbel onderzoek of tegenstrijdige behandelingsaanbevelingen, waardoor de situatie nog verwarrender wordt voor de patiënt. Dit kan het vertrouwen in het zorgsysteem ondermijnen en ertoe leiden dat patiënten minder gemotiveerd zijn om de aanbevolen behandeling op te volgen of zelfs maar medische basishulp te zoeken.

Een ander probleem is dat sociale ondersteunende diensten, die een sleutelrol spelen in het omgaan met de dagelijkse uitdagingen die gepaard gaan met psychische aandoeningen, niet altijd goed geïntegreerd zijn in de algemene behandelingsstrategie. Dit kan leiden tot een situatie waarin de sociale en professionele behoeften van de betrokkenen worden verwaarloosd, waardoor hun isolement en gevoel van eenzaamheid verder toeneemt.

Sociale druk en misverstanden

Sociale druk en wijdverspreide misvattingen over psychische aandoeningen dragen er in belangrijke mate toe bij dat getroffenen zich geïsoleerd en onbegrepen voelen. In een wereld die hoge eisen stelt aan individuele prestaties en voortdurende beschikbaarheid, worden psychische aandoeningen vaak niet gezien als de ernstige aandoening die behandeling nodig heeft. In plaats daarvan wordt verwacht dat patiënten snel herstellen en terugkeren naar hun normale rol op het werk en in hun privéleven, zonder de complexe aard van psychische aandoeningen en het vaak langdurige herstelproces te erkennen.

Deze misvattingen zijn diep geworteld in maatschappelijke opvattingen en leiden ertoe dat psychische aandoeningen worden gestigmatiseerd. In plaats van erkend te worden als legitieme medische of psychologische aandoeningen die professionele behandeling vereisen, worden ze vaak gezien als een teken van zwakte of iets dat alleen met wilskracht overwonnen kan worden. Dit stigma maakt het moeilijk voor patiënten om over hun ervaringen te praten en hulp te zoeken uit angst voor afwijzing of discriminatie.

De vraag om snel terug te keren naar "normaal" functioneren gaat voorbij aan de realiteit dat mentaal herstel een geïndividualiseerd en vaak niet-lineair proces is. Iedereen reageert anders op een behandeling en heeft zijn eigen tijd nodig om met de uitdagingen van zijn ziekte om te gaan. De druk om je symptomen te verbergen of te minimaliseren kan het herstelproces verder belemmeren en extra stress veroorzaken.

Om deze situatie te verbeteren moet er een maatschappelijke verschuiving plaatsvinden naar meer empathie en begrip voor psychische aandoeningen. Onderwijs en bewustmaking kunnen helpen om stigma's te verminderen en een omgeving te creëren waarin patiënten zich gesteund en begrepen voelen, in plaats van geïsoleerd en onder druk gezet. Het is belangrijk om te erkennen dat herstel tijd kost en dat de steun van familie, vrienden en de samenleving als geheel een belangrijke rol speelt.

Grenzen van lekendiagnose

Dit boek biedt inzichten, basiskennis en begeleiding op het gebied van geestelijke gezondheid met als doel het bewustzijn en begrip van psychische stoornissen te vergroten. Het is echter uitdrukkelijk niet bedoeld als vervanging van professionele medische begeleiding, diagnose of behandeling. De informatie in dit boek is alleen bedoeld voor educatieve doeleinden. Als een psychische aandoening wordt vermoed, is het essentieel om gekwalificeerde zorgverleners te raadplegen.

Complexiteit van psychische stoornissen

Vanwege hun complexiteit vormen psychische aandoeningen een bijzondere uitdaging op het gebied van diagnose en behandeling. Hun oorzaken zijn gelaagd en variëren van genetische factoren tot biologische aandoeningen en psychosociale omstandigheden. Deze diversiteit aan invloeden wordt weerspiegeld in de breedte en overlap van symptomen die zich kunnen manifesteren bij de getroffenen. Symptomen variëren sterk tussen individuen en kunnen zich in verschillende combinaties manifesteren, wat de diagnose verder bemoeilijkt.

Om met deze complexiteit om te gaan, vertrouwen professionals op gestandaardiseerde diagnostische hulpmiddelen zoals klinische interviews en vragenlijsten gebaseerd op internationaal erkende classificatiesystemen zoals de DSM (Diagnostic and Statistical Manual of Mental Disorders) of de ICD (International Classification of Diseases). Deze instrumenten bieden een gestructureerde methode voor het registreren en beoordelen van symptomen en helpen om een diagnose te stellen op een solide en vergelijkbare basis.

Het gebruik van deze hulpmiddelen alleen is echter niet voldoende. Professionals moeten rekening houden met de context van de persoon, met inbegrip van hun medische geschiedenis, huidige levensomstandigheden en zelfs hun culturele achtergrond. Deze holistische benadering is cruciaal omdat het inzicht geeft in mogelijke factoren die psychische aandoeningen kunnen veroorzaken of in stand houden. Traumatische levensgebeurtenissen, chronische stress op het werk of in het gezin, of zelfs lichamelijke ziekten kunnen bijvoorbeeld relevante contextuele factoren zijn die de ontwikkeling en het verloop van psychische stoornissen beïnvloeden.

Het stellen van een diagnose van een psychische aandoening is daarom een proces dat deskundigheid, empathie en het vermogen om een diepgaand begrip van de ervaringen en achtergrond van de persoon te ontwikkelen vereist. Het is een dynamisch proces dat soms aanpassingen van de diagnose vereist omdat symptomen en omstandigheden in de loop van de tijd kunnen veranderen. Het belang van een zorgvuldige en gecontextualiseerde diagnose kan niet genoeg worden benadrukt, omdat het de basis vormt voor een succesvolle behandeling en ondersteuning die is afgestemd op de specifieke behoeften en omstandigheden van de persoon.

Risico op verkeerde diagnose

Zonder de juiste specialistische training is het voor leken moeilijk om de symptomen van psychische aandoeningen correct te interpreteren. Het risico om symptomen verkeerd te interpreteren of belangrijke tekenen over het hoofd te zien is aanzienlijk. Deze beoordelingsonzekerheid kan leiden tot verkeerde diagnoses, wat op zijn beurt de weg vrijmaakt voor ongepaste of zelfs schadelijke behandelingsmethoden. In plaats van de toestand van de patiënt te verbeteren, kunnen dergelijke misplaatste interventies de situatie verslechteren.

De complexiteit van psychische aandoeningen vereist een goed begrip van de vele verschijningsvormen en de dynamische manieren waarop symptomen zich kunnen manifesteren en op elkaar inwerken. Professionals in de geestelijke gezondheidszorg brengen niet alleen hun uitgebreide kennis van psychische stoornissen mee, maar ook het vermogen om deze kennis toe te passen in de context van de ervaringen en omstandigheden van het individu. Ze zijn getraind om subtiele aanwijzingen in gedragspatronen te herkennen die leken misschien over het hoofd zien, en kunnen zo een completer beeld schetsen van iemands geestelijke gezondheid.

Daarnaast hebben professionals ervaring met het gebruik van gestandaardiseerde diagnostische instrumenten en criteria die een objectievere beoordeling van symptomen mogelijk maken. Deze instrumenten helpen de kans op een verkeerde diagnose te verkleinen en zorgen ervoor dat de behandeling gebaseerd is op de specifieke behoeften van de persoon.

Verkeerde diagnoses door niet-professionals kunnen niet alleen leiden tot een verkeerde aanpak van de behandeling, maar kunnen er ook voor zorgen dat er kostbare tijd verloren gaat op het moment dat er met een effectieve behandeling begonnen had kunnen worden. In sommige gevallen kunnen ze ook psychologische schade veroorzaken, bijvoorbeeld door het stigma dat geassocieerd wordt met psychische aandoeningen te versterken of door het zelfbeeld van de persoon negatief te beïnvloeden.

De rol van leken zou daarom moeten bestaan uit het bieden van ondersteuning en het aanmoedigen van mensen om professionele hulp te zoeken, in plaats van te proberen een diagnose te stellen of een behandeling aan te bevelen. Het belang van toegang tot gekwalificeerde medische en therapeutische hulp kan in deze context niet genoeg benadrukt worden om ervoor te zorgen dat mensen met psychische aandoeningen de juiste zorg en ondersteuning krijgen die ze nodig hebben.

Psychologische effecten

Zelfs als leken psychische symptomen juist inschatten, brengt het communiceren van een diagnose zonder professioneel kader aanzienlijke risico's met zich mee. De psychologische impact van een dergelijke etikettering kan diepgaand en schrijnend zijn. Een diagnose van een psychische aandoening heeft niet alleen medische, maar ook zeer persoonlijke en sociale implicaties. Het kan iemands zelfbeeld, relaties en toekomstperspectieven sterk beïnvloeden. Het is daarom cruciaal dat een dergelijke onthulling met de grootst mogelijke gevoeligheid en in de context van deskundige ondersteuning gebeurt.

Geconfronteerd worden met een diagnose kan een verscheidenheid aan reacties veroorzaken bij de betrokken persoon, waaronder angst, ontkenning, opluchting, maar ook stigmatisering en isolatie. Professionals in de geestelijke gezondheidszorg zijn getraind om door deze complexe dynamiek te navigeren. Ze weten hoe belangrijk het is om de diagnose te communiceren op een manier die de persoon ondersteunt en kracht geeft, in plaats van hem te overweldigen of te marginaliseren. Dit houdt vaak in dat het juiste moment moet worden gekozen om het te vertellen, dat er een veilige en ondersteunende ruimte voor het gesprek moet worden gecreëerd en dat de informatie op een manier moet worden gepresenteerd die hoop biedt en manieren om ermee om te gaan.

Bovendien maakt de professionele omlijsting van de diagnose een onmiddellijke discussie mogelijk over behandelingsopties, ondersteuningsnetwerken en volgende stappen. Dit biedt niet alleen duidelijkheid voor de getroffenen, maar ook een plan over hoe om te gaan met hun situatie. Professionele ondersteuning biedt ook de mogelijkheid om vragen te stellen en zorgen te uiten, wat vaak niet in dezelfde mate mogelijk is in een lekencontext.

Daarnaast kunnen een professionele diagnose en begeleiding helpen om het stigma dat geassocieerd wordt met psychische aandoeningen te verminderen. Door informatie te geven en mythes te ontkrachten, kunnen professionals de aandoening normaliseren en de betrokkenen aanmoedigen om open te zijn over hun situatie en steun te zoeken.

Belang van professionele ondersteuning

Alleen gekwalificeerde specialisten kunnen een uitgebreide behandelplanning bieden, die zowel medicatie als psychotherapeutische interventies kan omvatten. Ze zijn ook in staat om de progressie van de ziekte te volgen en de behandeling daaraan aan te passen.

Het bevorderen van begrip en empathie voor mensen met psychische aandoeningen is belangrijk en prijzenswaardig. Maar iedereen die met deze kwestie te maken heeft, moet de grenzen van zijn mogelijkheden erkennen en het belang van een deskundige diagnose en behandeling respecteren. Het is essentieel om een ondersteuningscultuur te bevorderen waarin het zoeken van professionele hulp niet alleen wordt geaccepteerd, maar ook wordt aangemoedigd.

De moeilijkheid met professionele diagnoses

De diagnose van psychische aandoeningen is zelfs voor professionals een grote uitdaging, die vaak gepaard gaat met dubbelzinnigheden, inconsistenties en soms zelfs tegenstrijdigheden. Deze moeilijkheden zijn deels direct toe te schrijven aan de aard van geestelijke stoornissen, maar weerspiegelen ook de complexiteit van de menselijke psyche en de beperkingen van de bestaande diagnostische systemen.

Geestelijke stoornissen verschillen fundamenteel van veel lichamelijke ziekten, omdat ze niet altijd gekenmerkt worden door duidelijk definieerbare of objectief meetbare symptomen. In plaats daarvan is de diagnose vaak gebaseerd op de subjectieve beschrijving van sensaties, gedachtepatronen en gedragingen die geïnterpreteerd moeten worden door zowel de betrokken persoon als de behandelende professional. Deze subjectieve aard van de symptomen maakt de diagnose van psychische aandoeningen bijzonder complex en vatbaar voor interpretatie.

Daarnaast kunnen psychische aandoeningen een breed scala aan symptomen hebben, die zich bij verschillende mensen verschillend kunnen manifesteren en elkaar kunnen overlappen. Eén en hetzelfde symptoom kan voorkomen bij verschillende stoornissen, terwijl individuele stoornissen gekenmerkt kunnen worden door een verscheidenheid aan verschillende symptomen. Deze overlap en de variabiliteit van symptomen maken een duidelijke diagnose moeilijk en kunnen ertoe leiden dat zelfs ervaren professionals tot verschillende oordelen komen.

De menselijke psyche wordt ook gekenmerkt door een indrukwekkende complexiteit en individualiteit, die wordt beïnvloed door een verscheidenheid aan biologische, sociale en psychologische factoren. De individuele levensgeschiedenis, huidige levensomstandigheden en persoonlijke veerkracht spelen een beslissende rol in de ontwikkeling en het verloop van psychische aandoeningen. Het herkennen van deze individuele verschillen en ze meenemen in de diagnose is een verdere uitdaging.

Tot slot lopen ook de huidige diagnostische systemen tegen hun grenzen aan. Hoewel classificatiesystemen zoals de DSM (Diagnostic and Statistical Manual of Mental Disorders) en de ICD (International Classification of Diseases) voortdurend worden ontwikkeld om de diagnose van psychische stoornissen te standaardiseren en te verfijnen, kunnen ze de individuele diversiteit van psychische ervaringen niet volledig weerspiegelen. Hoewel deze systemen belangrijke richtlijnen bieden voor diagnose en behandeling, kunnen ze de behoefte aan een individuele benadering niet vervangen.

Bovendien is het verloop van psychische stoornissen vaak dynamisch en kan het in de loop van de tijd veranderen. Een aanvankelijke diagnose kan onvolledig of onjuist blijken als er nieuwe symptomen verschijnen of het patroon van bestaande symptomen verandert. Dit kan leiden tot een aanpassing of herziening van de diagnose.

Interdisciplinaire perspectieven

Binnen de geestelijke gezondheidszorg is er een verscheidenheid aan specialismen, zoals psychiatrie, klinische psychologie en psychotherapie, die worden gekenmerkt door verschillende theoretische oriëntaties en diagnostische benaderingen. Deze diversiteit is weliswaar verrijkend en essentieel voor de uitgebreide behandeling van psychische stoornissen, maar biedt ook de mogelijkheid voor verschillende interpretaties van dezelfde symptomen, wat kan leiden tot verschillende diagnoses.

Psychiater

Psychiaters, opgeleid als artsen, bekijken geestelijke ziekten meestal vanuit een biologisch perspectief, waarbij ze zich richten op chemische onevenwichtigheden in de hersenen, genetische factoren of neurologische aandoeningen. Hun benadering van diagnose en behandeling is vaak gericht op medicijnen, hoewel velen ook het belang van psychotherapeutische interventies erkennen.

Psychologen

Klinisch psychologen hebben een ander perspectief dat sterk vertrouwt op psychologische tests en beoordelingen om een diepgaand inzicht te krijgen in de geestelijke toestand van een individu. Ze gebruiken een breed scala aan testprocedures om cognitieve, emotionele en gedragsmatige aspecten van geestelijke gezondheid te beoordelen, wat kan leiden tot diagnoses die meer rekening houden met de psychologische en sociale context van het individu.

Psychotherapeuten

Psychotherapeuten, die opgeleid kunnen zijn in verschillende therapeutische scholen - zoals cognitieve gedragstherapie, psychoanalyse of humanistische benaderingen - brengen vaak hun eigen theoretische oriëntaties mee naar diagnose en behandeling. Deze oriëntaties beïnvloeden hoe symptomen worden geïnterpreteerd, welke betekenis wordt gehecht aan bepaalde levensgebeurtenissen of gedragspatronen en welke behandelstrategieën het meest effectief worden geacht.

Deze verschillende perspectieven en benaderingen kunnen leiden tot verschillende interpretaties van dezelfde symptomen, wat resulteert in verschillende diagnoses. Terwijl een psychiater medicatie kan aanraden voor een bepaalde stoornis, kan een psychotherapeut van mening zijn dat een specifieke vorm van psychotherapie effectiever is op basis van hun beoordeling van de onderliggende psychologische dynamiek.

Grenzen van het huidige onderzoek

Ondanks de opmerkelijke vooruitgang die geboekt is in het begrijpen van psychische aandoeningen, blijven er nog veel vragen over de exacte oorzaken, de meest effectieve behandelingen en de classificatie van stoornissen. Deze overblijvende onzekerheden zijn deels te wijten aan de inherente complexiteit van mentale stoornissen, die beïnvloed worden door een verscheidenheid aan biologische, psychologische en sociale factoren. Deze factoren werken op complexe manieren op elkaar in, waardoor het moeilijk is om duidelijke oorzaken vast te stellen en de ontwikkeling van universeel effectieve behandelingen wordt bemoeilijkt.

De complexiteit van oorzaken en beïnvloedende factoren leidt tot een voortdurend debat over hoe psychische stoornissen het beste kunnen worden gecategoriseerd en behandeld. Terwijl sommige experts zich richten op de biologische aspecten en de voorkeur geven aan geneesmiddelentherapieën, benadrukken anderen het belang van psychologische en sociale factoren en vertrouwen op psychotherapeutische of integratieve behandelingsbenaderingen. Deze verschillende perspectieven kunnen leiden tot onzekerheden of zelfs tegenstrijdigheden in de diagnostische praktijk, omdat de keuze van de behandelmethode vaak afhangt van de onderliggende theoretische oriëntatie van de behandelende professional.

De beperkingen van de huidige kennis en de daaruit voortvloeiende onzekerheden benadrukken het belang van voortdurend onderzoek in de psychiatrie en psychologie. Ze herinneren ons ook aan de noodzaak van een flexibele, patiëntgerichte benadering van de klinische praktijk die rekening houdt met de individuele behoeften en omstandigheden van elke persoon. Een dergelijke benadering vereist een voortdurende betrokkenheid bij nieuw bewijs en de bereidheid om behandelplannen aan te passen op basis van de nieuwste beschikbare informatie. Het is een dynamisch proces dat niet alleen de deskundigheid van de behandelaar vereist, maar ook zijn vermogen om zich in te leven in en een dialoog aan te gaan met de betrokkenen om de best mogelijke behandelresultaten te bereiken.

De basisprincipes van geestelijke gezondheid

Definitie van geestelijke gezondheid en ziekte

Geestelijke gezondheid en ziekte omvatten een breed scala aan aandoeningen die invloed hebben op ons emotionele, psychologische en sociale welzijn. De definitie van deze concepten is in de loop der tijd geëvolueerd en varieert naargelang de culturele, sociale en individuele context. Toch zijn er basisprincipes die algemeen erkend worden.

Geestelijke gezondheid verwijst naar een staat van welzijn waarin iemand zich bewust is van zijn capaciteiten, om kan gaan met de normale stress van het leven, productief en vruchtbaar kan werken en een bijdrage kan leveren aan de gemeenschap. Het gaat niet alleen om de afwezigheid van geestelijke stoornissen of handicaps, maar om alomvattend welzijn en het vermogen om ten volle van het leven te genieten. Geestelijke gezondheid is een integraal onderdeel van gezondheid; in feite is er geen gezondheid zonder geestelijke gezondheid.

Geestesziekten, ook bekend als psychische stoornissen, omvatten een breed scala aan problemen, met verschillende symptomen die van invloed zijn op gedachten, gevoelens, gedrag en interacties met anderen. Deze stoornissen kunnen worden veroorzaakt door verschillende factoren, waaronder genetische, biologische, omgevings- en psychologische invloeden. De meest voorkomende psychische stoornissen zijn depressie, angststoornissen, bipolaire stoornis, eetstoornissen en schizofrenie. Geesteziekten worden meestal gediagnosticeerd en behandeld door professionals zoals psychiaters, psychologen en klinisch maatschappelijk werkers, vaak met behulp van gestandaardiseerde diagnostische criteria zoals de Diagnostic and Statistical Manual of Mental Disorders (DSM) of de International Classification of Diseases (ICD).

Het onderscheid tussen geestelijke gezondheid en ziekte is niet altijd duidelijk. Er zijn veel factoren die een rol spelen, zoals iemands vermogen om met stress om te gaan, het aangaan en onderhouden van interpersoonlijke relaties en het vermogen om te werken en deel te nemen aan de maatschappij. Daarnaast kunnen er culturele verschillen zijn in de perceptie en evaluatie van geestelijk welzijn en gedrag, wat de definitie en het begrip van geestelijke gezondheid en ziekte nog ingewikkelder maakt.

Het belang van geestelijke gezondheid in de samenleving is de afgelopen jaren toegenomen, met een grotere focus op het voorkomen van psychische aandoeningen, het bevorderen van geestelijk welzijn en het destigmatiseren van psychische stoornissen. Door onderwijs, bewustwording en ondersteuning kunnen individuen en gemeenschappen beter omgaan met geestelijke gezondheidsproblemen en de algehele kwaliteit van leven verbeteren.

Overzicht van het spectrum van psychische stoornissen

Het spectrum van psychische stoornissen is breed en omvat een verscheidenheid aan aandoeningen die het emotionele, psychologische en sociale welzijn van een individu kunnen beïnvloeden. Deze stoornissen variëren in ernst en ernst en kunnen het dagelijks leven in verschillende mate beïnvloeden. Hieronder volgt een overzicht van enkele van de hoofdcategorieën van psychische stoornissen zoals geclassificeerd in gangbare diagnostische handboeken zoals de DSM (Diagnostic and Statistical Manual of Mental Disorders) en de ICD (International Classification of Diseases).

Affectieve stoornissen (stemmingsstoornissen)

De categorie van affectieve stoornissen, ook wel stemmingsstoornissen genoemd, omvat die mentale aandoeningen die voornamelijk de stemming van een individu beïnvloeden. Deze stoornissen kunnen een grote invloed hebben op iemands dagelijks leven, vermogen om te werken en interpersoonlijke relaties. De bekendste stemmingsstoornissen zijn depressie en bipolaire stoornis, die verschillen in hun verschijningsvormen en de manier waarop ze behandeld worden.

Depressie is wereldwijd een van de meest voorkomende psychische aandoeningen en wordt gekenmerkt door een reeks emotionele, cognitieve en lichamelijke symptomen. De belangrijkste symptomen van depressie zijn aanhoudend verdriet, een duidelijk verlies van interesse in activiteiten die voorheen als lonend werden beschouwd en een algemeen onvermogen om plezier te voelen. Deze emotionele symptomen gaan vaak gepaard met een verminderd gevoel van eigenwaarde, schuldgevoelens, hopeloosheid, moeite met het nemen van beslissingen, slaapstoornissen en veranderingen in eetlust of gewicht. In ernstige gevallen kunnen gedachten aan de dood of zelfmoord optreden.

Bipolaire stoornis, vroeger bekend als manisch-depressieve ziekte, wordt gekenmerkt door een afwisseling tussen manische, hypomane en depressieve episoden. Manie beschrijft perioden van verhoogde of geïrriteerde stemming, verhoogde activiteit of energie die aanzienlijk verschillen van de normale toestand van de persoon. Tijdens een manische episode kunnen patiënten een verminderde behoefte aan slaap, overdreven zelfvertrouwen, verminderd beoordelingsvermogen, toegenomen spraakzaamheid en soms wanen of hallucinaties ervaren. Hypomanische episoden lijken op manische episoden, maar zijn minder intens en leiden niet tot de significante sociale of beroepsmatige beperkingen die typisch zijn voor manie. Depressieve episoden bij bipolaire stoornis lijken op die bij unipolaire depressie, waaronder diepe droefheid en verlies van interesse.

Angststoornissen

Angststoornissen zijn een groep psychische aandoeningen die worden gekenmerkt door intense, aanhoudende en vaak buitenproportionele gevoelens van angst, zorgen en vrees. Deze gevoelens gaan veel verder dan de gebruikelijke, tijdelijke zorgen van het dagelijks leven en kunnen een aanzienlijke impact hebben op het dagelijks leven en het welzijn van de getroffenen. Angststoornissen zijn wijdverspreid en omvatten verschillende specifieke diagnoses die verschillen in de triggers van angst en in de manifestaties van symptomen.

Een gegeneraliseerde angststoornis (GAS) wordt gekenmerkt door aanhoudende, buitensporige en vaak onrealistische zorgen over alledaagse dingen. Mensen met GAS vinden het moeilijk om deze zorgen onder controle te houden en ervaren vaak een reeks lichamelijke symptomen zoals rusteloosheid, vermoeidheid, concentratieproblemen, prikkelbaarheid, spierspanning en slaapproblemen.

Een paniekstoornis wordt gekenmerkt door terugkerende en onverwachte paniekaanvallen - intense periodes van angst of ongemak die plotseling optreden en binnen enkele minuten een hoogtepunt bereiken. Tijdens een paniekaanval kunnen verschillende symptomen optreden, waaronder een hartkloppingen, zweten, trillen, kortademigheid, een gevoel van verstikking, pijn op de borst, misselijkheid, duizeligheid en een angst om de controle te verliezen of dood te gaan.

Een sociale angststoornis, ook bekend als sociale fobie, wordt gekenmerkt door een uitgesproken en aanhoudende angst voor sociale of uitvoeringssituaties waarin de persoon wordt blootgesteld aan beoordeling door anderen. Deze angst voor verlegenheid of veroordeling kan ertoe leiden dat mensen sociale interacties vermijden, wat een grote invloed kan hebben op persoonlijke relaties en carrièremogelijkheden.

Specifieke fobieën worden gekenmerkt door een intense en irrationele angst voor een specifiek object of situatie die veel verder gaat dan de werkelijke dreiging. Veel voorkomende fobieën zijn angst voor bepaalde dieren, hoogtes, vliegen of injecties. Deze angst leidt er vaak toe dat de getroffen persoon veel moeite doet om de gevreesde voorwerpen of situaties te vermijden, wat de levenskwaliteit kan aantasten.

Obsessieve-compulsieve stoornissen en verwante stoornissen

Obsessieve-compulsieve stoornis en aanverwante stoornissen behoren tot een groep psychische aandoeningen die worden gekenmerkt door terugkerende, opdringerige en ongewenste gedachten (obsessieve gedachten) en repetitieve gedragingen of mentale handelingen (compulsies) die mensen zich gedwongen voelen uit te voeren als reactie op de obsessieve gedachten of volgens strikte regels. Deze compulsies worden vaak gezien als pogingen om angst of ongemak veroorzaakt door de obsessieve gedachten te verminderen, hoewel ze meestal overdreven of niet echt nuttig zijn.

Bij een obsessieve-compulsieve stoornis hebben mensen last van aanhoudende en verontrustende gedachten, impulsen of ideeën die stress of angst veroorzaken. Om deze gevoelens te neutraliseren of te verlichten, ontwikkelen ze dwangmatig gedrag zoals overmatig handen wassen, organiseren of controleren. Deze handelingen kunnen tijdrovend zijn en leiden tot aanzienlijke beperkingen in het sociale, professionele of andere belangrijke gebieden van het functioneren.

Body dysmorphic disorder is een verwante stoornis waarbij mensen zich overmatig zorgen maken over vermeende gebreken of onvolkomenheden in hun uiterlijk die voor anderen vaak niet waarneembaar zijn. Deze overdreven bezorgdheid veroorzaakt aanzienlijk leed en kan leiden tot repetitief gedrag zoals veelvuldig in de spiegel kijken, aan de huid plukken of de behoefte aan constante geruststelling.

Verzamelstoornis is een andere verwante stoornis die wordt gekenmerkt door aanhoudende moeite om spullen weg te gooien of los te laten, ongeacht hun werkelijke waarde. Deze opeenhoping van spullen kan leiden tot rommelige, ongeorganiseerde leefruimten die ernstige veiligheids- of hygiënegevaren kunnen opleveren.

Eetstoornissen

Eetstoornissen zijn complexe psychische aandoeningen die worden gekenmerkt door ernstig afwijkend of ongeordend eetgedrag dat een grote impact heeft op de lichamelijke gezondheid, het psychologisch welzijn en het sociaal functioneren van de betrokkenen. Deze stoornissen gaan vaak gepaard met intense gevoelens van angst, schaamte en controleverlies en kunnen levensbedreigend zijn als ze onbehandeld blijven. De meest voorkomende eetstoornissen zijn anorexia nervosa, boulimia nervosa en eetbuienstoornissen.

Anorexia nervosa wordt gekenmerkt door een extreem laag lichaamsgewicht, een intense angst om aan te komen en een vervormd beeld van het eigen lichaamsbeeld. Mensen met anorexia nervosa nemen extreem beperkende eetgewoonten aan om gewicht te verliezen of gewichtstoename te voorkomen, zelfs als ze al ondergewicht hebben. Deze stoornis kan leiden tot ernstige complicaties voor de gezondheid, waaronder hartproblemen, osteoporose en onvruchtbaarheid.

Boulimia nervosa wordt gekenmerkt door terugkerende perioden van eetbuien, waarbij in korte tijd grote hoeveelheden voedsel worden geconsumeerd, gevolgd door compensatiegedrag zoals zelfopgewekt braken, overmatig sporten of het gebruik van laxeermiddelen om gewichtstoename te voorkomen. Deze cycli van eetbuien en compensatiegedrag kunnen leiden tot ernstige lichamelijke en psychologische problemen, waaronder een verstoord elektrolytenevenwicht, maag-darmproblemen en een beschadigd gevoel van eigenwaarde.

De eetbuienstoornis wordt gekenmerkt door herhaalde eetbuien, waarbij mensen in korte tijd grote hoeveelheden voedsel tot zich nemen, vaak tot een punt van extreem ongemak. In tegenstelling tot boulimia nervosa worden deze eetbuien niet gevolgd door regelmatig compensatiegedrag, wat vaak leidt tot overgewicht of obesitas. Getroffenen ervaren vaak gevoelens van schuld, schaamte en wanhoop over hun onvermogen om hun eetgedrag onder controle te krijgen.

Psychotische stoornissen

Psychotische stoornissen zijn een groep psychische aandoeningen die worden gekenmerkt door ingrijpende veranderingen in het denken en de perceptie van de werkelijkheid. De meest opvallende kenmerken van deze stoornissen zijn hallucinaties en wanen. Hallucinaties zijn zintuiglijke ervaringen zonder externe stimulus, zoals het horen van stemmen die er niet zijn, terwijl wanen onwrikbare maar valse overtuigingen zijn die niet kunnen worden veranderd door de werkelijkheid of rationele argumenten. Deze symptomen kunnen veel leed veroorzaken en het vermogen van de patiënt om in het dagelijks leven te functioneren ernstig aantasten.

Schizofrenie is misschien wel de bekendste en meest intensief onderzochte psychotische stoornis. Het omvat een breed scala aan symptomen die kunnen worden onderverdeeld in drie categorieën: positieve, negatieve en cognitieve symptomen. Positieve symptomen verwijzen naar de toevoeging van ervaringen aan de normale waarneming, zoals hallucinaties en wanen. Negatieve symptomen worden gekenmerkt door een gebrek aan of verlies van functies en vaardigheden, zoals emotionele afstomping, verlies van motivatie of interesse en verminderde spraakproductie. Cognitieve symptomen hebben betrekking op een verminderd geheugen, aandacht en het vermogen om informatie te organiseren en te plannen.

De oorzaken van psychotische stoornissen zijn divers en omvatten genetische, biologische en omgevingsfactoren. Onderzoek suggereert dat een combinatie van genetische aanleg en bepaalde omgevingsfactoren, zoals stress of middelenmisbruik, het risico op het ontwikkelen van een psychotische stoornis kan verhogen.

De behandeling van psychotische stoornissen vereist vaak een multimodale aanpak die medicatie (meestal antipsychotica), psychotherapie en sociale ondersteuning omvat. Het doel van de behandeling is om de symptomen te verlichten, terugval te voorkomen en de getroffenen te helpen een zo normaal en bevredigend mogelijk leven te leiden. Vroegtijdige interventie en continue, uitgebreide zorg zijn cruciaal voor het verbeteren van de prognose en kwaliteit van leven van de getroffenen.

Persoonlijkheidsstoornissen

Persoonlijkheidsstoornissen omvatten een groep psychische aandoeningen waarbij sprake is van diepgewortelde, hardnekkige gedragspatronen en innerlijke ervaringen die sterk afwijken van culturele verwachtingen. Deze patronen zijn rigide en alomtegenwoordig op verschillende gebieden van het leven, leiden vaak tot persoonlijk lijden en kunnen het vermogen om te functioneren in een sociale of professionele omgeving aantasten.

Borderline persoonlijkheidsstoornis wordt gekenmerkt door intense, instabiele relaties, een wisselend zelfbeeld, sterke emotionele reacties en een uitgesproken verlatingsangst. Mensen met deze stoornis hebben vaak last van hevige stemmingswisselingen en kunnen impulsief gedrag vertonen, wat kan leiden tot zelfbeschadigend gedrag of zelfmoordgedachten.

Antisociale persoonlijkheidsstoornis wordt gekenmerkt door een patroon van minachting en schending van de rechten van anderen dat begint vanaf de leeftijd van 15 jaar. Kenmerken zijn bedrog, manipulatie, impulsiviteit, prikkelbaarheid, agressiviteit en een gebrek aan wroeging. Mensen met een antisociale persoonlijkheidsstoornis vertonen vaak gedrag dat in strijd is met sociale normen en wetten.

Narcistische persoonlijkheidsstoornis wordt gekenmerkt door een doordringend patroon van grandioosheid (in fantasie of gedrag), een behoefte aan bewondering en een gebrek aan empathie. Personen met deze stoornis hebben vaak een opgeblazen gevoel van hun eigen belangrijkheid, een diepe behoefte aan buitensporige bewondering en een uitgesproken bereidheid om anderen uit te buiten voor persoonlijk gewin.

Trauma en stressgerelateerde aandoeningen

Stoornissen die ontstaan als een directe reactie op traumatische of extreem stressvolle gebeurtenissen vormen een aparte categorie binnen de psychische aandoeningen. Deze stoornissen manifesteren zich door een verscheidenheid aan emotionele, cognitieve en fysieke symptomen die een aanzienlijke impact kunnen hebben op het dagelijkse leven en het welzijn van de getroffenen. Tot de bekendste behoren posttraumatische stressstoornis (PTSS) en aanpassingsstoornissen.

Een posttraumatische stressstoornis ontwikkelt zich als reactie op een directe confrontatie met een of meer gebeurtenissen waarbij sprake is van daadwerkelijke of dreigende dood, ernstig letsel of een bedreiging van de fysieke integriteit van zichzelf of anderen. PTSS wordt gekenmerkt door de herhaalde ervaring van het trauma in verontrustende herinneringen, dromen of flashbacks, vermijding van stimuli die geassocieerd worden met het trauma, aanhoudende negatieve veranderingen in gedachten en stemming, en verhoogde opwinding en prikkelbaarheid.

Aanpassingsstoornissen daarentegen treden op als reactie op identificeerbare stressoren die leiden tot emotionele of gedragssymptomen binnen drie maanden na de gebeurtenis. Deze stressoren kunnen van verschillende aard zijn, zoals relatieproblemen, carrièreveranderingen of ernstige ziekten. De symptomen van aanpassingsstoornissen, waaronder verdriet, angst, slaapstoornissen en concentratieproblemen, zijn meestal minder ernstig dan die van PTSS, maar kunnen nog steeds het sociaal functioneren en presteren belemmeren.

Stofgerelateerde en verslavende stoornissen

Substantiegerelateerde stoornissen hebben te maken met problemen die het gevolg zijn van het gebruik van middelen zoals alcohol, cannabis, opioïden en andere drugs. Deze stoornissen omvatten een breed scala aan onderwerpen, van afhankelijkheid en misbruik tot ontwenningsverschijnselen, en kunnen een grote invloed hebben op de lichamelijke gezondheid, het psychologisch welzijn, interpersoonlijke relaties en het vermogen om deel te nemen aan het professionele en sociale leven.

Afhankelijkheid, vaak verslaving genoemd, wordt gekenmerkt door een sterk verlangen naar de stof, verlies van controle over het gebruik, aanhoudend gebruik ondanks schadelijke gevolgen, een hogere prioriteit van het gebruik van de stof boven andere activiteiten en verplichtingen, toegenomen tolerantie en soms het optreden van ontwenningsverschijnselen.

Misbruik van een stof verwijst naar een patroon van middelengebruik dat resulteert in significante beperkingen of lijden, zoals herhaalde problemen met de wet, herhaaldelijk rijden onder invloed, voortgezet gebruik ondanks interpersoonlijke problemen veroorzaakt door de effecten van de stof, en gebruik in situaties waarin het gevaarlijk is.

Ontwenning is een direct gevolg van verslaving en treedt op wanneer het lichaam reageert op het verminderen of stoppen van het gebruik van de stof met lichamelijke en psychologische symptomen. Deze symptomen kunnen variëren afhankelijk van de stof en variëren van hoofdpijn, misselijkheid, beven en zweten tot ernstiger gevolgen zoals toevallen of delirium.

Oorzaken en risicofactoren voor psychische aandoeningen

De oorzaken en risicofactoren voor psychische aandoeningen zijn gelaagd en omvatten een complexe interactie van genetische, biologische, omgevings- en psychosociale elementen. Deze diversiteit wordt weerspiegeld in de manier waarop psychische aandoeningen zich ontwikkelen en beïnvloed worden, waarbij vaak geen enkele factor als enige verantwoordelijk is. Hieronder volgt een uitgebreid overzicht van de verschillende oorzaken en risicofactoren voor psychische aandoeningen.

Genetische factoren

Erfelijkheid speelt een rol bij veel psychische stoornissen. Onderzoek heeft aangetoond dat mensen met een naast familielid dat lijdt aan een psychische stoornis, een hoger risico lopen om zelf ook zo'n stoornis te ontwikkelen. Genetische aanleg kan het risico op stoornissen zoals schizofrenie, bipolaire stoornis, depressie en angststoornissen verhogen. Het is belangrijk om te benadrukken dat de aanwezigheid van genen die geassocieerd worden met psychische aandoeningen niet noodzakelijk betekent dat iemand een dergelijke ziekte zal ontwikkelen. De interactie van deze genen met omgevingsfactoren speelt een cruciale rol.

Biologische factoren

Naast genetica kunnen ook andere biologische factoren een rol spelen. Deze omvatten veranderingen in de neurochemie, structurele of functionele afwijkingen in de hersenen en hormonale onevenwichtigheden. Er wordt bijvoorbeeld gedacht dat een verstoord evenwicht van neurotransmitters (zoals serotonine en dopamine) een rol speelt bij depressie en andere stemmingsstoornissen.

Omgevingsfactoren

Levensgebeurtenissen en omgevingsfactoren kunnen ook het risico op een psychische aandoening verhogen. Traumatische ervaringen zoals misbruik, verwaarlozing in de kindertijd, het verlies van een dierbare of ernstige ongelukken kunnen predisponerende factoren zijn. Chronische stress, slechte leefomstandigheden, armoede en het ontbreken van een ondersteunend sociaal netwerk kunnen ook een rol spelen.

Psychosociale factoren

Elementen zoals opvoeding, interpersoonlijke relaties en dagelijkse stress kunnen geestelijke gezondheidsproblemen beïnvloeden. Isolatie, gebrek aan sociale steun, familieconflicten en stress op het werk zijn bekende risicofactoren. Psychosociale factoren kunnen ook invloed hebben op de manier waarop iemand omgaat met de biologische en genetische risico's voor psychische aandoeningen.

Levensstijl en gedrag

Drugsmisbruik, waaronder alcohol- en drugsmisbruik, kan het risico op psychische aandoeningen verhogen of bestaande aandoeningen verergeren. Gebrek aan lichaamsbeweging, slechte voeding en onvoldoende slaap kunnen ook het risico op psychische aandoeningen verhogen of de symptomen van bestaande psychische aandoeningen verergeren.

Ontwikkelingsgerelateerde factoren

Ervaringen in de kindertijd en adolescentie, waaronder de ontwikkeling van copingmechanismen en persoonlijkheidskenmerken, kunnen het risico op psychische aandoeningen beïnvloeden. Ontwikkelingsstoornissen die in de kindertijd beginnen, zoals autismespectrumstoornissen en attention-deficit/hyperactivity disorder (ADHD), hebben hun eigen specifieke risicofactoren en oorzaken.

Het is cruciaal om te begrijpen dat het samenspel van deze factoren uniek is voor elk individu, wat betekent dat twee mensen met dezelfde aandoening heel verschillende paden kunnen volgen om hun stoornis te ontwikkelen. Inzicht in deze meervoudige oorzaken en risicofactoren is belangrijk voor het ontwikkelen van effectieve preventiestrategieën en behandelingen voor psychische aandoeningen.

Het belang van veerkracht en preventie

Veerkracht en preventie spelen een centrale rol in de context van geestelijke gezondheid en zijn cruciaal voor het bevorderen van welzijn en het verminderen van het risico op psychische aandoeningen. Deze concepten bieden belangrijke aanknopingspunten om individuen en gemeenschappen te ondersteunen om met uitdagingen om te gaan en een bevredigend leven te leiden, zelfs te midden van tegenspoed.

Veerkracht

Veerkracht verwijst naar het vermogen van een individu om te herstellen van tegenslagen, zich aan te passen en te gedijen ondanks ongunstige omstandigheden of ernstige stress. Het is eerder een dynamisch vermogen dat versterkt kan worden dan een onveranderlijke eigenschap. Veerkrachtige individuen zijn vaak in staat om crises te overwinnen en sterker uit moeilijke ervaringen te komen. Belangrijke factoren die veerkracht bevorderen zijn onder andere positieve relaties, self-efficacy, het vermogen om emotioneel te reguleren, optimisme en het vermogen om realistische doelen te stellen en daar naartoe te werken.

Het versterken van veerkracht is vooral belangrijk omdat het niet alleen helpt om het risico op psychische aandoeningen te verminderen, maar ook het algehele welzijn verbetert. Interventies om veerkracht te bevorderen kunnen bestaan uit individuele strategieën zoals stressmanagementtechnieken, mindfulnesstraining en cognitieve gedragstherapieën. Ze kunnen ook op gemeenschapsniveau werken door sociale steun te bevorderen, toegang tot hulpbronnen te bieden en een cultuur van acceptatie van en begrip voor geestelijke gezondheid te creëren.

Preventie

Preventie verwijst naar maatregelen om het ontstaan van psychische stoornissen te voorkomen of uit te stellen. Preventieve benaderingen kunnen worden onderverdeeld in primaire, secundaire en tertiaire preventie:

- ✓ Primaire preventie is gericht op het voorkomen van nieuwe gevallen van psychische stoornissen in de bevolking als geheel of in risicogroepen. Dit kan worden bereikt door algemene maatregelen zoals voorlichting over geestelijke gezondheid, het bevorderen van lichaamsbeweging en gezonde voeding, maar ook door gerichte programma's voor kwetsbare groepen.
- ✓ Secundaire preventie richt zich op de vroegtijdige opsporing en behandeling van psychische stoornissen om de progressie ervan te voorkomen of tot een minimum te beperken. Dit omvat screeningprogramma's en het vroegtijdig gebruik van therapeutische interventies.

✓ Tertiaire preventie verwijst naar maatregelen die gericht zijn op het verminderen van de ernst van bestaande psychische stoornissen en het voorkomen van terugval. Deze omvatten uitgebreide behandelingsprogramma's, rehabilitatie en steungroepen.

Door preventiestrategieën te combineren met het bevorderen van veerkracht, kunnen individuen en gemeenschappen beter reageren op uitdagingen, het aantal psychische aandoeningen verminderen en een inclusieve samenleving bevorderen die mentaal welzijn waardeert en ondersteunt. Het integreren van deze benaderingen in scholen, werkplekken en de gezondheidszorg kan helpen om een sterkere, gezondere en veerkrachtigere bevolking te creëren.

Inzicht in psychische stoornissen

Depressieve stoornissen: Tekenen en symptomen

Depressieve stoornissen behoren wereldwijd tot de meest voorkomende psychische aandoeningen en worden gekenmerkt door een verscheidenheid aan emotionele, lichamelijke en cognitieve symptomen die het dagelijks leven en het welzijn van de getroffenen aanzienlijk kunnen beïnvloeden. De symptomen en de ernst ervan kunnen van persoon tot persoon verschillen en niet iedereen met een depressieve stoornis zal alle symptomen ervaren. Hier volgen enkele van de meest voorkomende tekenen en symptomen die kunnen wijzen op een depressieve stoornis:

Emotionele symptomen

- ✓ Aanhoudend verdriet of een laag humeur dat de meeste dagen en het grootste deel van de dag aanhoudt gedurende een langere periode.
- ✓ Gevoelens van hopeloosheid, pessimisme of wanhoop.
- ✓ Afgenomen interesse of plezier in activiteiten die voorheen als plezierig werden beschouwd, waaronder hobby's, sociale activiteiten of seks.
- ✓ Gevoelens van waardeloosheid of buitensporig of ongepast schuldgevoel.

✓ Gedachten aan de dood of zelfmoord, zelfmoordpogingen of zelfmoordplannen.

Lichamelijke symptomen

✓ Significante gewichtsveranderingen (gewichtsverlies of -toename) zonder dieet of veranderingen in eetlust.
✓ Slaapstoornissen, waaronder slapeloosheid of overmatig slapen (hypersomnie).
✓ Psychomotorische agitatie of vertraging (bijv. rusteloosheid, het gevoel fysiek vertraagd te zijn).
✓ Verlies van energie of toegenomen vermoeidheid, zelfs na lichte lichamelijke of geestelijke inspanning.
✓ Lichamelijke symptomen zonder duidelijke medische oorzaak, zoals hoofdpijn, spijsverteringsproblemen of chronische pijn.

Cognitieve symptomen

✓ Moeite met concentreren, onthouden of beslissingen nemen.
✓ Verminderd vermogen om helder te denken of je te concentreren op taken.
✓ Negatieve of vervormde kijk op zichzelf, de eigen omstandigheden en de toekomst.

Angststoornissen: Herkenbare kenmerken

Angststoornissen zijn een groep psychische aandoeningen die worden gekenmerkt door uitgesproken en aanhoudende angst en bezorgdheid die verder gaan dan de gebruikelijke, tijdelijke reacties op stressvolle situaties. Ze behoren tot de meest voorkomende psychische aandoeningen en omvatten verschillende subtypes, zoals gegeneraliseerde angststoornis, paniekstoornis, sociale angststoornis (sociale fobie), specifieke fobieën en obsessieve compulsieve stoornis. Ondanks hun verschillen hebben ze gemeenschappelijke herkenbare kenmerken en symptomen die een leidraad vormen voor hun diagnose en behandeling. Hier volgen enkele van de meest voorkomende symptomen en kenmerken van angststoornissen:

Overmatige zorgen en angst

Een kernkenmerk van angststoornissen is de neiging om zich voortdurend en overmatig zorgen te maken over verschillende gebeurtenissen of activiteiten. Deze zorgen staan vaak niet in verhouding tot de feitelijke dreiging of het gevaar.

Lichamelijke symptomen

- ✓ Angststoornissen kunnen verschillende lichamelijke symptomen veroorzaken, waaronder
- ✓ Hartkloppingen of hartkloppingen
- ✓ Zweten

- ✓ Beven of schudden
- ✓ Droge mond
- ✓ Moeite met ademhalen of een gevoel van benauwdheid op de borst
- ✓ Misselijkheid, maag- en darmklachten
- ✓ Duizeligheid of licht in het hoofd
- ✓ Spierspanning

Vermijdingsgedrag

Mensen met angststoornissen hebben de neiging om situaties of objecten te vermijden die hun angst kunnen uitlokken. Hoewel dit op de korte termijn verlichting kan bieden, draagt het vermijdingsgedrag bij aan het in stand houden van de angst op de lange termijn.

Paniekaanvallen

Bij sommige angststoornissen, vooral paniekstoornissen, is er sprake van plotselinge golven van intense angst of ongemak die binnen een paar minuten hun hoogtepunt bereiken en gepaard kunnen gaan met symptomen zoals een hartkloppingen, zweten, trillen, kortademigheid, een gevoel van verstikking of angst om gek te worden of dood te gaan.

Cognitieve vervormingen

Mensen met angststoornissen ervaren vaak cognitieve vervormingen, zoals zeer negatief denken (d.w.z. het ergste verwachten in een situatie) of overdreven generaliseren. Deze denkpatronen kunnen angst versterken en bijdragen aan een negatief zelfbeeld.

Sociale terugtrekkingsneigingen

Vooral bij sociale angststoornissen trekken mensen zich terug uit sociale interacties uit angst voor een negatief oordeel, verlegenheid of afwijzing door anderen.

Bipolaire en aanverwante stoornissen

Bipolaire en verwante stoornissen worden gekenmerkt door stemmingswisselingen die veel verder gaan dan de normale ups en downs van het leven. Deze stemmingswisselingen omvatten episodische, extreem verhoogde of prikkelbare stemmingen (manie of hypomanie) en depressieve episodes. De precieze oorzaken van bipolaire stoornis zijn nog niet volledig bekend, maar genetische, neurobiologische en omgevingsfactoren spelen allemaal een rol. Hier zijn enkele van de meest voorkomende herkenbare tekenen en symptomen die geassocieerd worden met bipolaire stoornis:

Manische episodes

Een manische episode is een periode van abnormaal en aanhoudend verhoogde, expansieve of prikkelbare stemmingen en verhoogde activiteit of energie die de meeste dagen, het grootste deel van de dag aanhoudt, gedurende een periode van minstens een week. Symptomen kunnen zijn:

- ✓ Overdreven zelfvertrouwen of grootheidswaanzin
- ✓ Verminderde behoefte aan slaap (je voelt je bijvoorbeeld verfrist na slechts een paar uur slaap)
- ✓ Meer praten of drang om te praten
- ✓ Racende gedachten of het subjectieve gevoel dat gedachten over elkaar heen buitelen
- ✓ Gemakkelijk afgeleid
- ✓ Toename in doelgerichte activiteiten (sociaal, werk, school of seksueel) of fysieke rusteloosheid
- ✓ Buitensporige preoccupatie met plezierige activiteiten die een grote kans op pijnlijke gevolgen hebben (bijv. ongebreideld winkelen, seksuele escapades, dwaze zakelijke investeringen)

Hypomane episodes

Een hypomane episode lijkt op een manische episode, maar is minder intens en zonder het ernstige sociale of beroepsmatige disfunctioneren dat typisch is voor manische episodes. De symptomen moeten minstens vier opeenvolgende dagen aanwezig zijn.

Depressieve episoden

Tijdens een depressieve episode ervaren mensen met een bipolaire stoornis symptomen die lijken op die van een ernstige depressie, waaronder

- ✓ Aanhoudende gevoelens van verdriet, leegte of hopeloosheid

- ✓ Duidelijk verminderde interesse of plezier in bijna alle activiteiten
- ✓ Significante veranderingen in gewicht of eetlust
- ✓ Slaapproblemen (slapeloosheid of hypersomnie)
- ✓ Psychomotorische agitatie of remming
- ✓ Vermoeidheid of verlies van energie
- ✓ Gevoelens van waardeloosheid of buitensporig schuldgevoel
- ✓ Verminderd concentratievermogen of moeite met het nemen van beslissingen
- ✓ Gedachten aan de dood of zelfmoord

Afleveringen veranderen

Een belangrijk kenmerk van bipolaire stoornis is de afwisseling tussen manische/hypomane episoden en depressieve episoden. De frequentie en duur van deze episoden kan sterk variëren.

Schizofrenie en andere psychotische stoornissen

Schizofrenie en andere psychotische stoornissen worden gekenmerkt door een spectrum van symptomen die de perceptie, het denken, de emoties en het gedrag van een persoon aanzienlijk beïnvloeden. Deze stoornissen kunnen een grote invloed hebben op het dagelijks leven en het vermogen om deel te nemen aan sociale of beroepsactiviteiten. Hoewel de specifieke symptomen per stoornis kunnen verschillen, hebben ze gemeenschappelijke kenmerken die kunnen worden onderverdeeld in positieve, negatieve en cognitieve symptomen. Hier volgen enkele typische kenmerken van schizofrenie en andere psychotische stoornissen:

Positieve symptomen

Positieve symptomen voegen iets toe aan de normale ervaring en omvatten ongewone gedachten of waarnemingen, zoals

- ✓ Hallucinaties: Zintuiglijke illusies die kunnen voorkomen in elke zintuiglijke vorm, inclusief horen (bv. stemmen horen die anderen niet horen), zien, ruiken, proeven of voelen van dingen die er niet zijn.
- ✓ Wanen: Valse overtuigingen die in stand worden gehouden ondanks bewijs van het tegendeel. Dit kunnen achtervolgingswanen zijn (overtuigingen dat je vervolgd of tot slachtoffer gemaakt wordt), grootheidswaan (overtuigingen dat je buitengewone vermogens, rijkdom of belangrijkheid hebt) of andere onjuiste overtuigingen.
- ✓ Denkstoornissen: Ongebruikelijke of disfunctionele manieren van denken, waaronder ongeorganiseerd denken, wat duidelijk kan zijn in taal (bijv. losse associaties, neologismen) of moeite met logisch denken.

Negatieve symptomen

Negatieve symptomen verwijzen naar de afwezigheid of het verlies van normale functies en gedragingen:

- ✓ Afvlakken van affecten: Verminderde emotionele expressie, waaronder vlakke of ontoereikende gezichtsuitdrukkingen, monotone spraak of gebrek aan gebaren.
- ✓ Alogia: Verarming van het denken of spreken, wat zich kan uiten in korte, lege antwoorden op vragen.
- ✓ Anhedonie: Het onvermogen om plezier of interesse te voelen in activiteiten die voorheen als plezierig werden ervaren.
- ✓ Sociale terugtrekking: Gebrek aan motivatie of interesse in sociale interacties, wat leidt tot isolatie en eenzaamheid.

Cognitieve symptomen

Cognitieve symptomen beïnvloeden het denkproces en kunnen de levensstijl ernstig belemmeren:

- ✓ Concentratieproblemen: moeite om de aandacht bij taken te houden of zich erop te concentreren.
- ✓ Geheugenproblemen: problemen met het korte- of langetermijngeheugen.
- ✓ Problemen met besluitvorming: Problemen met het nemen van beslissingen of het plannen en organiseren van taken.

Persoonlijkheidsstoornissen

Persoonlijkheidsstoornissen zijn psychische stoornissen die worden gekenmerkt door diepgewortelde, hardnekkige gedrags-, denk- en gevoelspatronen die afwijken van de verwachtingen van de maatschappij en leiden tot aanzienlijke problemen of lijden op verschillende gebieden van het leven. Deze patronen zijn inflexibel en komen voor in een breed scala van persoonlijke en sociale situaties, wat vaak leidt tot disfunctionele relaties en moeilijkheden in het omgaan met het dagelijks leven. Persoonlijkheidsstoornissen worden onderverdeeld in drie clusters, elk gekenmerkt door vergelijkbare trekken en symptomen:

Cluster A (de "excentrieke")

Dit cluster omvat persoonlijkheidsstoornissen die worden gekenmerkt door vreemd of excentriek gedrag. Deze omvatten:

- ✓ Paranoïde persoonlijkheidsstoornis: wantrouwen en achterdocht jegens anderen wiens motieven als kwaadaardig worden geïnterpreteerd.
- ✓ Schizoïde persoonlijkheidsstoornis: gebrek aan interesse in sociale relaties, neiging om alleen te zijn, beperkte emotionele expressiviteit.
- ✓ Schizotypische persoonlijkheidsstoornis: excentriek gedrag en abnormaal denken, ongemak in hechte relaties, vaak geassocieerd met vervormd denken en waarnemen.

Cluster B (de "dramatische, emotionele of humeurige")

Mensen met stoornissen in dit cluster vertonen vaak dramatisch, overdreven of onvoorspelbaar gedrag:

- ✓ Antisociale persoonlijkheidsstoornis: minachting en schending van de rechten van anderen, vaak geassocieerd met bedrog en manipulatie.
- ✓ Borderline persoonlijkheidsstoornis: instabiliteit in interpersoonlijke relaties, zelfbeeld en emoties en uitgesproken impulsiviteit.
- ✓ Histrionische persoonlijkheidsstoornis: Overmatige emotionele expressie en aandacht vragen.
- ✓ Narcistische persoonlijkheidsstoornis: Grote behoefte aan bewondering, gebrek aan empathie voor anderen, overtuiging van eigen specialiteit.

Cluster C (de "angstige of bange")

Dit cluster omvat persoonlijkheidsstoornissen die voornamelijk gekenmerkt worden door angst:

- ✓ Vermijdend-zelfbewuste persoonlijkheidsstoornis: sociale remmingen, gevoelens van ontoereikendheid, overmatige gevoeligheid voor negatieve oordelen.
- ✓ Afhankelijke persoonlijkheidsstoornis: Overmatige behoefte om verzorgd te worden, wat leidt tot onderdanig en aanhankelijk gedrag en angst voor scheiding.

✓ Obsessieve-compulsieve persoonlijkheidsstoornis (niet te verwarren met obsessieve-compulsieve stoornis): Obsessie met orde, perfectionisme en controle, ten koste van flexibiliteit, openheid en efficiëntie.

Stoornissen geassocieerd met middelenmisbruik

Drugsmisbruik en drugsgerelateerde stoornissen omvatten een breed scala aan geestelijke gezondheidsaandoeningen die worden gekenmerkt door het schadelijke gebruik van stoffen zoals alcohol, illegale drugs, voorgeschreven medicijnen en andere psychoactieve stoffen. Symptomen van middelenmisbruik kunnen variëren afhankelijk van de specifieke stof, de duur van het gebruik en individuele factoren, maar omvatten vaak

✓ Ontwikkeling van tolerantie: De noodzaak om grotere hoeveelheden van de stof te consumeren om het effect te bereiken dat oorspronkelijk werd bereikt met kleinere doses.

✓ Ontwenningsverschijnselen: Fysieke of psychologische symptomen die optreden wanneer de stof wordt afgebouwd of niet meer wordt gebruikt. Deze kunnen variëren afhankelijk van de stof en omvatten rusteloosheid, beven, zweten, misselijkheid, angst, prikkelbaarheid en slaapstoornissen.

✓ Verminderde controle: Moeite om het begin, het einde of de omvang van het middelengebruik onder controle te houden.

- ✓ Besteedde tijd: Er wordt veel tijd besteed aan activiteiten die te maken hebben met het verwerven, innemen of herstellen van de effecten van de stof.
- ✓ Verwaarlozing van belangrijke rollen: Het niet vervullen van belangrijke rollen op het werk, op school of thuis door middelengebruik.
- ✓ Voortgezet gebruik ondanks problemen: Voortdurend middelengebruik ondanks kennis van aanhoudende of herhaalde sociale, financiële, psychologische of lichamelijke problemen veroorzaakt of verergerd door het middelengebruik.
- ✓ Sociale en interpersoonlijke problemen: Significante sociale, beroepsmatige of interpersoonlijke problemen worden veroorzaakt of verergerd door het gebruik van de stof.
- ✓ Belangrijke activiteiten opgeven of verminderen: Sociale, beroepsmatige of recreatieve activiteiten opgeven of verminderen als gevolg van middelengebruik.
- ✓ Risicovol gebruik: Gebruik van de stof in situaties waarin het fysiek gevaarlijk is.
- ✓ Voortdurend gebruik ondanks fysieke of psychologische problemen: Het middelengebruik wordt voortgezet ondanks dat men weet dat het een lichamelijk of psychisch probleem veroorzaakt of verergert.
- ✓ Craving: Een sterk verlangen of een soort dwang om de stof te consumeren.

Eetstoornissen en stoornis in de lichaamsbeleving

Eetstoornissen en body dysmorphic disorder zijn complexe psychische aandoeningen die een diepgaande invloed hebben op het zelfbeeld, het eetgedrag en de perceptie van het eigen lichaam. Hoewel ze verschillende aspecten van de geestelijke gezondheid beïnvloeden, hebben ze het centrale kenmerk gemeen van een intense en vaak vervormde preoccupatie met uiterlijk, gewicht of voedselinname. De typische symptomen van deze stoornissen worden hier in detail beschreven.

Eetstoornissen

Eetstoornissen omvatten verschillende diagnoses, die elk worden gekenmerkt door unieke gedragspatronen en houdingen ten opzichte van eten, gewicht en lichaamsbeeld. De meest voorkomende zijn:

- ✓ Anorexia nervosa: wordt gekenmerkt door een intense angst om aan te komen en een verwrongen lichaamsbeeld dat ertoe leidt dat mensen zichzelf als te zwaar beschouwen, zelfs als ze ondergewicht hebben. Symptomen zijn onder andere ernstige beperking van de voedselinname, extreem gewichtsverlies, een buitensporige preoccupatie met voedsel, lichaamsgewicht en vorm, en bij vrouwen de afwezigheid van ten minste drie opeenvolgende menstruatiecycli (in relevante gevallen).

- Boulimia nervosa: wordt gekenmerkt door terugkerende eetbuien gevolgd door compensatiegedrag zoals braken, overmatig sporten, vasten of het misbruiken van laxeermiddelen om gewichtstoename te voorkomen. Getroffenen hebben vaak een normaal gewicht, maar lijden onder de angst om aan te komen en hebben een verwrongen lichaamsbeeld.
- Eetbuienstoornis (BES): lijders ervaren regelmatig eetbuien, waarbij ze een hoeveelheid voedsel consumeren die duidelijk groter is dan wat de meeste mensen zouden eten in een vergelijkbare periode en onder vergelijkbare omstandigheden. Deze eetbuien gaan gepaard met een gevoel van verlies van controle over het eten. In tegenstelling tot boulimia nervosa worden eetbuien niet gevolgd door regelmatig compenserend gedrag.

Lichaamsdysmorfische stoornis

Een stoornis in de lichaamsbeleving daarentegen wordt gekenmerkt door een buitensporige preoccupatie met een of meer vermeende gebreken of onvolkomenheden in het uiterlijk die voor anderen onwaarneembaar zijn of als onbeduidend worden beschouwd. Symptomen zijn onder andere:

- Voortdurend je uiterlijk in de spiegel controleren of spiegels vermijden.
- Vaak wisselen van kleding, make-up of haarstyling om gebreken te verbergen.

- ✓ De behoefte om herhaaldelijk om geruststelling te vragen of geruststelling over het uiterlijk van anderen.
- ✓ Vermijden van sociale situaties of interpersoonlijk contact uit angst voor een oordeel of afwijzing.
- ✓ Overmatig sporten of diëten in een poging het waargenomen tekort te "corrigeren".
- ✓ In sommige gevallen moeten ze hun toevlucht nemen tot tal van cosmetische ingrepen die weinig voldoening schenken.

Trauma en stressgerelateerde aandoeningen

Trauma- en stressgerelateerde stoornissen zijn psychische aandoeningen die ontstaan als reactie op een of meer traumatische of extreem stressvolle gebeurtenissen. Deze stoornissen omvatten in het bijzonder posttraumatische stressstoornis (PTSS), acute stressstoornis en aanpassingsstoornissen. Ze kunnen zich uiten in een verscheidenheid aan emotionele, fysieke en gedragssymptomen die het dagelijkse leven en het welzijn van de getroffen persoon aanzienlijk kunnen beïnvloeden. Hier volgen enkele typische symptomen die geassocieerd worden met trauma en stressgerelateerde stoornissen:

Posttraumatische stressstoornis (PTSS)

PTSS ontstaat als reactie op een of meer traumatische gebeurtenissen, zoals gewapende conflicten, natuurrampen, ernstige ongevallen, geweld of seksueel misbruik. Typische symptomen zijn

- ✓ Het trauma opnieuw ervaren: dit kan de vorm aannemen van flashbacks, nachtmerries of verontrustende gedachten over de gebeurtenis.
- ✓ Vermijding en gevoelloosheid: Getroffen mensen vermijden plaatsen, mensen of activiteiten die herinneringen aan het trauma kunnen oproepen en vertonen vaak een gevoel van vervreemding van anderen en een verminderde interesse in activiteiten die ze vroeger leuk vonden.
- ✓ Verhoogde opwinding: Dit uit zich in slaapstoornissen, prikkelbaarheid, woede-uitbarstingen, concentratieproblemen, overmatige alertheid en snel schrikken.
- ✓ Negatieve veranderingen in gedachten en stemming: Deze omvatten aanhoudende negatieve gedachten over zichzelf of anderen, vervormde schuldgevoelens, aanhoudende negatieve emotionele toestanden (bv. angst, woede, schuld of schaamte) en een gevoel van een beperkte toekomst.

Acute stressstoornis

Een acute stressstoornis vertoont gelijkaardige symptomen als PTSS, maar treedt onmiddellijk na het trauma op en duurt meestal tussen drie dagen en een maand. Als de symptomen langer aanhouden, wordt vaak PTSS gediagnosticeerd.

Aanpassingsstoornissen

Aanpassingsstoornissen ontstaan als reactie op stressvolle gebeurtenissen of veranderingen in het leven (zoals echtscheiding, baanverlies, ziekte, verhuizing) die leiden tot aanzienlijke emotionele of gedragsmatige onrust die verder gaat dan het gebruikelijke niveau van normale aanpassing. Typische symptomen kunnen zijn

- ✓ Depressie en verdriet
- ✓ Angst en nervositeit
- ✓ Moeite met dagelijkse taken
- ✓ Gedragsproblemen op school of op het werk
- ✓ Terugtrekken uit sociale activiteiten
- ✓ Slaapstoornissen

Waarschuwingssignalen en symptomen herkennen

Gedragsveranderingen als vroegtijdige waarschuwingssignalen

Gedragsveranderingen kunnen vroege indicatoren zijn van verschillende psychische stoornissen. Ze manifesteren zich vaak voordat openlijke symptomen van de specifieke stoornis zichtbaar worden en zijn daarom belangrijke signalen waar vrienden, familieleden en professionals op moeten letten. Dergelijke gedragsveranderingen kunnen zich op verschillende manieren voordoen, afhankelijk van de persoon en het type psychische stoornis. Hier zijn enkele veelvoorkomende gedragsveranderingen die kunnen dienen als vroege waarschuwingssignalen:

Sociale terugtrekking

Een plotselinge of geleidelijke terugtrekking uit sociale contacten en activiteiten waar iemand voorheen van genoot, kan een vroeg teken zijn van psychische stoornissen. Het kan gaan om depressie, angststoornissen, schizofrenie en andere aandoeningen.

Veranderingen in slaap- of eetgedrag

Moeite met in slaap vallen of doorslapen, slapen op ongebruikelijke tijden of overmatig slapen kunnen wijzen op psychologische problemen. Ook significante veranderingen in eetgedrag, zoals verminderde eetlust of overeten, kunnen vroege waarschuwingssignalen zijn.

Stemmingswisselingen

Extreme of ongebruikelijke stemmingswisselingen, zoals van intens verdriet tot overdreven blijdschap, kunnen een indicatie zijn van een psychische stoornis, waaronder bipolaire stoornis of depressie.

Acceptatie van de service

Een plotselinge daling van de prestaties op school of op het werk kan ook een waarschuwingssignaal zijn. Dit kan zich uiten in concentratieproblemen, een verminderde motivatie of een verlies van interesse in taken die voorheen belangrijk of bevredigend werden gevonden.

Verhoogde gevoeligheid

Verhoogde gevoeligheid voor afwijzing, kritiek of stress kan een vroeg teken zijn van geestelijke gezondheidsproblemen. Mensen kunnen overdreven defensief worden als reactie op gematigde feedback of alledaagse stress.

Veranderingen in energieniveaus

Een opmerkelijke toename of afname van energie kan een indicator zijn van verschillende psychische stoornissen. Overmatige energie kan voorkomen bij manische episodes van bipolaire stoornis, terwijl een gebrek aan energie vaak wordt waargenomen bij depressie.

Verwaarlozing van persoonlijke hygiëne

Het verwaarlozen van persoonlijke verzorging en hygiëne, wat vroeger deel uitmaakte van de normale routine, kan een teken zijn van geestelijke gezondheidsproblemen. Dit kan duiden op depressie of ernstige angststoornissen, maar ook op psychotische stoornissen.

Risicogedrag

Een toename van impulsief of riskant gedrag dat niet kenmerkend is voor de persoon, zoals overmatig drinken, drugsmisbruik of gevaarlijk rijgedrag, kan ook een waarschuwingsteken zijn.

Deze gedragsveranderingen moeten natuurlijk in hun context worden bekeken; niet elke verandering wijst noodzakelijkerwijs op een psychische stoornis. Als deze gedragingen echter nieuw zijn, verergeren of interfereren met het dagelijks leven, is het belangrijk om professionele hulp te zoeken. Vroegtijdig ingrijpen kan cruciaal zijn bij het diagnosticeren, behandelen en verbeteren van de levenskwaliteit van de betrokken persoon.

Communicatie en taal: afwijkingen herkennen

Afwijkingen in communicatie en taal kunnen belangrijke indicatoren zijn van verschillende mentale stoornissen of ontwikkelingsachterstanden. Deze afwijkingen variëren van veranderingen in de manier waarop iemand spreekt en communiceert tot problemen met het begrijpen of produceren van taal. Het vroegtijdig herkennen van dergelijke afwijkingen kan cruciaal zijn om de juiste ondersteuning of behandeling te starten. Hier zijn enkele belangrijke aspecten die kunnen wijzen op afwijkingen in communicatie en taal:

Veranderde spraakpatronen

- ✓ Monotoon of gebrek aan modulatie: Spraak kan monotoon klinken zonder de gebruikelijke pieken en dalen, wat vaak wordt waargenomen bij autismespectrumstoornissen of na neurologische gebeurtenissen.
- ✓ Spraaksnelheid: Ongewoon snelle spraak kan voorkomen in manische episodes van bipolaire stoornis, terwijl vertraagde spraak een kenmerk kan zijn van depressie.
- ✓ Vaak aarzelen of pauzeren tijdens het spreken: Kan wijzen op angststoornissen, waarbij bezorgdheid om beoordeeld te worden door anderen leidt tot een buitensporige behoefte om "juiste" woorden te kiezen.

Moeilijkheden met taalbegrip

- ✓ Letterlijk begrip: Moeite met het begrijpen van metaforen, ironie of niet-letterlijke taal, wat vaak het geval is bij mensen met autismespectrumstoornissen.
- ✓ Verwerkingssnelheid: Vertraagde verwerking van gesproken taal kan in verschillende contexten voorkomen, onder andere na traumatisch hersenletsel of cognitieve stoornissen.

Veranderingen in taalgebruik

- ✓ Beperkte woordenschat: kan voorkomen bij ontwikkelingsstoornissen of dementie.
- ✓ Neologismen: Het bedenken van nieuwe woorden die alleen voor de persoon in kwestie een specifieke betekenis hebben, kan een teken van schizofrenie zijn.
- ✓ Herhaling of echolalie: het direct of vertraagd herhalen van woorden of zinnen die door anderen worden gezegd, komt vaak voor bij autismespectrumstoornissen.

Moeilijkheden met pragmatische communicatie

- ✓ Problemen met het op de juiste manier veranderen van bijdragen aan het gesprek: Problemen met het naleven van gespreksregels, zoals geven en nemen in gesprekken.

- ✓ Ongepast taalgebruik in sociale contexten: Bijvoorbeeld het onvermogen om de toon of vorm van spraak af te stemmen op de context of luisteraar, wat kan voorkomen bij sociale communicatiestoornissen of autismespectrumstoornissen.
- ✓ Verminderd oogcontact: Het vermijden van of overmatig oogcontact kan opvallen in de communicatie en wijzen op verschillende psychologische of ontwikkelingsstoornissen.

Sociale communicatie

- ✓ Gebrek aan wederzijdse communicatie: Problemen met het delen van interesses of emoties met anderen worden vaak waargenomen bij autismespectrumstoornissen.
- ✓ Gebrek aan begrip van sociale signalen: Moeite met het interpreteren van non-verbale signalen zoals lichaamstaal of gezichtsuitdrukkingen kan sociale interactie verstoren.

Emotionele tekenen en aanwijzingen

Emotionele signalen en aanwijzingen kunnen vaak de eerste indicatoren zijn van de aanwezigheid van een psychische stoornis. Hoewel iedereen wel eens last heeft van stemmingswisselingen of emotionele uitdagingen, geven aanhoudende of extreme veranderingen in emoties aan dat een dieper onderzoek nodig kan zijn.

Emotionele signalen die kunnen wijzen op een psychische stoornis zijn onder andere

- ✓ Aanhoudende droefheid of moedeloosheid: Een voortdurend gevoel van droefheid of hopeloosheid kan een indicatie zijn van depressie of een andere affectieve stoornis.
- ✓ Overmatige zorgen of angst: Constante, overmatige zorgen over alledaagse dingen die moeilijk te controleren zijn, kunnen wijzen op een gegeneraliseerde angststoornis of andere angststoornissen.
- ✓ Emotionele gevoelloosheid: Een gebrek aan gevoelens of het gevoel afgesloten te zijn van iemands emoties kan voorkomen bij verschillende mentale stoornissen, waaronder depressie en posttraumatische stressstoornis.

- ✓ Extreme stemmingswisselingen: Scherpe en snelle wisselingen tussen emotionele toestanden kunnen wijzen op een bipolaire stoornis of andere stemmingsstoornissen.
- ✓ Prikkelbaarheid of woede-uitbarstingen: Frequente prikkelbaarheid of onverklaarbare woede kan een teken zijn van emotionele ontregeling die geassocieerd wordt met verschillende psychische aandoeningen, waaronder persoonlijkheidsstoornissen.

- ✓ Gevoelens van waardeloosheid of buitensporig schuldgevoel: Deze kunnen bijzonder uitgesproken zijn bij depressie, maar kunnen ook voorkomen bij andere contexten van psychische stoornissen.
- ✓ Verlies van interesse in activiteiten: Een plotseling verlies van interesse in activiteiten die voorheen als plezierig of lonend werden beschouwd, kan een teken zijn van depressie of een andere psychische aandoening.
- ✓ Buitensporig of ongepast schuldgevoel: Je verantwoordelijk voelen voor dingen waar je geen controle over hebt of een buitensporig schuldgevoel kunnen wijzen op geestelijke gezondheidsproblemen.
- ✓ Gedachten aan de dood of zelfmoord: Regelmatige of aanhoudende gedachten aan de dood, zelfmoord of zelfbeschadiging zijn ernstige tekenen die onmiddellijke aandacht vereisen.

Lichamelijke symptomen en psychosomatische signalen

Lichamelijke symptomen en psychosomatische signalen kunnen vaak nauw samenhangen met psychische stoornissen of dienen als indicatoren van dergelijke stoornissen. Psychosomatische symptomen zijn lichamelijke klachten die verergerd of veroorzaakt worden door psychologische factoren zoals stress of emotionele conflicten. Deze symptomen zijn reëel en kunnen schrijnend zijn voor de betrokkenen, zelfs als er geen organische oorzaak wordt gevonden. Het herkennen van deze lichamelijke symptomen is essentieel voor het begrijpen en behandelen van de onderliggende psychische stoornissen. Veel voorkomende lichamelijke symptomen die in verband worden gebracht met psychische aandoeningen zijn onder andere

- ✓ Chronische vermoeidheid: Een aanhoudend gevoel van uitputting of verlies van energie dat niet verlicht wordt door rust kan wijzen op een depressie of angststoornis.
- ✓ Slaapproblemen: Moeilijk in slaap vallen, in slaap blijven of overmatig slapen kan voorkomen bij een aantal psychische aandoeningen, waaronder depressie, angststoornissen en posttraumatische stressstoornis (PTSS).
- ✓ Veranderingen in eetlust of gewicht: Aanzienlijk gewichtsverlies of gewichtstoename zonder bewuste veranderingen in dieet of lichaamsbeweging kan duiden op een depressie of eetstoornis.
- ✓ Lichamelijke pijn zonder duidelijke oorzaak: Niet-specifieke pijn zoals hoofdpijn, rugpijn of buikpijn waarvoor geen medische verklaring kan worden gevonden, kunnen psychosomatische reacties zijn op psychologische stress.
- ✓ Spijsverteringsproblemen: Maagdarmklachten zoals misselijkheid, diarree of constipatie kunnen vaker voorkomen bij angststoornissen of tijdens stressvolle periodes.

✓ Hartkloppingen en pijn op de borst: dit kunnen symptomen zijn van een paniekaanval en moeten altijd medisch worden onderzocht om hartoorzaken uit te sluiten.
✓ Beven of spiertrekkingen: Deze kunnen voorkomen bij angsttoestanden en worden vaak geassocieerd met verhoogde nervositeit of spanning.
✓ Duizeligheid of licht in het hoofd: Deze kunnen voorkomen in situaties van extreme angst of stress en maken soms deel uit van de symptomen van paniekaanvallen.

De aanwezigheid van een of meer van deze symptomen vereist een zorgvuldige evaluatie om mogelijke psychologische oorzaken te identificeren en aan te pakken.

Van stoornis naar diagnose

De weg van een stoornis, d.w.z. de waarneembare symptomen, naar een diagnose van een psychische aandoening is, zelfs in het ideale geval, een complex proces dat expertise, zorg en vaak ook tijd en geduld vereist.

Eerst en vooral is een uitgebreide medische voorgeschiedenis essentieel. Niet alleen de huidige symptomen van de patiënt worden in detail geregistreerd, maar ook hun medische geschiedenis, psychosociale omstandigheden, eerdere psychische aandoeningen en familiegeschiedenis van psychische aandoeningen. De zelfperceptie en beschrijvingen van de patiënt zijn van groot belang in deze fase, omdat ze belangrijke inzichten geven in hun ervaringen en gedrag.

De anamnese wordt meestal gevolgd door een lichamelijk onderzoek om lichamelijke oorzaken uit te sluiten of te identificeren die psychische symptomen zouden kunnen veroorzaken of beïnvloeden.

Een andere belangrijke stap is de psychopathologische beoordeling. Hierbij wordt de huidige mentale toestand van de patiënt beoordeeld door het systematisch observeren en evalueren van verschillende gebieden zoals bewustzijn, perceptie, denken, stemming, affect, wil, gedrag en sociale interacties. Deze beoordeling helpt bij het identificeren van specifieke patronen of afwijkingen die kenmerkend zijn voor bepaalde psychische stoornissen.

In sommige gevallen kunnen gespecialiseerde psychologische tests of vragenlijsten gebruikt worden om bepaalde aspecten van geestelijke gezondheid in meer detail te onderzoeken. Deze omvatten persoonlijkheidstests, prestatietests, neuropsychologische tests en specifieke screeningsinstrumenten voor bepaalde stoornissen.

Zodra alle relevante informatie verzameld is, wordt de diagnose gesteld aan de hand van vastgestelde criteria, zoals die in de Diagnostic and Statistical Manual of Mental Disorders (DSM-5) of de International Classification of Mental Disorders (ICD-10). Deze criteriacatalogi bieden een gestandaardiseerde taal en criteria voor de diagnose van psychische stoornissen op basis van symptoompatronen, het verloop van de stoornis en uitsluitingscriteria.

De diagnose van psychische aandoeningen is altijd een dynamisch proces waarbij de diagnose na verloop van tijd vaak moet worden bijgesteld om rekening te houden met nieuwe informatie of veranderingen in de toestand van de patiënt. Bovendien kan comorbiditeit, d.w.z. de aanwezigheid van twee of meer stoornissen bij een patiënt, de diagnose compliceren en een zorgvuldige beoordeling en mogelijk een multidisciplinaire aanpak vereisen.

Maar dit is het ideale geval, waarin relatief duidelijke symptomen kunnen worden waargenomen en professionele hulp op korte termijn beschikbaar is.

Dit is echter vaak niet het geval. Daarnaast is er vaak een begrijpelijke terughoudendheid om professionele hulp te zoeken, vooral wanneer nog niet duidelijk is of er daadwerkelijk sprake is van een ernstige psychische stoornis. Het verlangen van getroffenen naar snelle antwoorden op hun vele vragen is begrijpelijk. Wat zijn de symptomen, wat betekenen ze en waar moet ik rekening mee houden? En - is het echt zo erg dat ik überhaupt naar een psychiater moet, wat als een stigma kan worden ervaren?

In mijn praktijk heb ik gevallen gezien waarin twee hooggekwalificeerde artsen een patiënt binnen twee weken een tegenstrijdige diagnose gaven - de diagnose varieerde van ernstige schizofrenie tot een relatief minder ernstig geval van borderline. Dit is geen op zichzelf staand geval, ik spreek uit ervaring. Ik hoef niet te benadrukken dat zulke specialistische diagnoses de patiënt hulpeloos maken.

Natuurlijk, en dit kan niet vaak genoeg benadrukt worden, is een lekendiagnose geen vervanging voor het oordeel van een professional, vooral omdat bijna alle psychische aandoeningen beter behandeld kunnen worden naarmate er eerder een professionele diagnose wordt gesteld.

Toch is er grote belangstelling voor snelle en onbureaucratische hulp. Wie op internet naar specifieke ziektebeelden zoekt, heeft de eerste stap al gemist: Er zijn veel ziektebeelden - vaak onbekend voor leken - die vaak worden vergeten of verkeerd gecategoriseerd tijdens zelfevaluatie.

Daarom hebben we ook gekozen voor de weliswaar ongebruikelijke aanpak om een groot aantal typische symptomen te vergelijken met een even typische brede selectie van psychische aandoeningen. Dit is de enige manier waarop getroffenen een eerste indruk kunnen krijgen of en zo ja, wat er met hen of hun familieleden of vrienden aan de hand is.

De volgende typische symptomen geven een eerste indicatie van een specifieke psychische aandoening:

Aanhoudend verdriet, depressie of een lege emotionele toestand:

Depressie, bipolaire stoornis (depressieve episode)

Verlies van interesse of plezier in activiteiten waar je voorheen van genoot:

Depressie, bipolaire stoornis (depressieve episode)

Gewichtsverlies of gewichtstoename zonder te proberen op dieet te gaan, veranderingen in eetlust

Depressie, eetstoornis, bipolaire stoornis (depressieve episode)

Slaapstoornissen of overmatig slapen:

Depressie, schizofrenie, bipolaire stoornis (depressieve episode)

Gebrek aan energie of verhoogde vermoeidheid

Depressie, bipolaire stoornis (depressieve episode)

Gevoelens van waardeloosheid of buitensporige schuld:

Depressie, bipolaire stoornis (depressieve episode)

Moeite met denken, concentreren of beslissingen nemen:

Depressie, bipolaire stoornis (depressieve episode), schizofrenie

Gedachten aan dood of zelfmoord:

Depressie, bipolaire stoornis (depressieve episode), schizofrenie

Overmatige zorgen en angst die moeilijk onder controle te krijgen zijn

    Angststoornissen

Rusteloosheid of snel uitgeput zijn

    Angststoornissen, bipolaire stoornis

Moeite met concentreren of leegte in het hoofd

    Angststoornissen

Prikkelbaarheid

    Angststoornissen

Spierspanning

    Angststoornissen

Slaapstoornissen

    Angststoornissen

Waanideeën

    Schizofrenie

Hallucinaties, stemmen

Schizofrenie

Ongeorganiseerd denken (blijkt uit ongeorganiseerd taalgebruik)

Schizofrenie

Ernstig afwijkend motorisch gedrag, inclusief katatonie

Schizofrenie

Negatieve symptomen (bijv. afgevlakte affecten, alogie, wilszwakte)

Schizofrenie

Plotselinge en herhaalde aanvallen van intense angst of terreur

Paniekstoornis

Hartkloppingen, hartkloppingen of versnelde hartslag

Paniekstoornis

Zweten, trillen of beven

Paniekstoornis

Gevoelens van kortademigheid of verstikking

Paniekstoornis

Gevoel van controleverlies of angst om gek te worden of dood te gaan

Paniekstoornis

Obsessieve gedachten die als opdringerig en ongewenst worden ervaren en die aanzienlijke angst of ongemak veroorzaken

Obsessieve-compulsieve stoornis (OCD)

Compulsieve gedragingen die de persoon het gevoel geven dat ze moeten worden uitgevoerd, vaak als reactie op een obsessieve gedachte of het volgen van strikte regels

Obsessieve-compulsieve stoornis (OCD)

De traumatische gebeurtenis opnieuw beleven door flashbacks, nachtmerries of verontrustende herinneringen

Posttraumatische stressstoornis (PTSS)

Vermijden van herinneringen of externe signalen die je herinneren aan het trauma

Posttraumatische stressstoornis (PTSS)

Negatieve veranderingen in gedachten en stemming, zoals het gevoel van een aanhoudende negatieve emotionele toestand

Posttraumatische stressstoornis (PTSS), depressie, bipolaire stoornis

Toegenomen agitatie en reactiviteit, zoals overmatige springerigheid of slaapstoornissen

Posttraumatische stressstoornis (PTSS)

Extreme angst om aan te komen, vervormd lichaamsbeeld, restrictief eetgedrag

Eetstoornissen

Episoden van eetbuien gevolgd door braken of ander compensatiegedrag

Eetstoornissen

Eetbuien zonder regelmatig compensatiegedrag

Eetstoornissen

Instabiele interpersoonlijke relaties, zelfbeeld en affecten; impulsief gedrag

Borderline persoonlijkheidsstoornis

Gebrek aan empathie voor anderen, een behoefte aan bewondering, een overdreven gevoel van eigen belangrijkheid

Borderline persoonlijkheidsstoornis

Minachting en schending van de rechten van anderen, leugens, agressief gedrag

Borderline persoonlijkheidsstoornis

Moeite om zorgen onder controle te houden.

Angststoornis

Rusteloosheid of het gevoel opgewonden te zijn of "op het einde" te zitten; snel moe zijn; concentratieproblemen of gedachteloosheid; prikkelbaarheid; spierspanning; slaapstoornissen.

Angststoornis

Opvallende en aanhoudende angst voor een of meer sociale of uitvoeringssituaties waarin de persoon wordt blootgesteld aan mogelijke kritiek van anderen.

    Angststoornis

De persoon is bang dat hij of zij symptomen van angst vertoont die gênant of vernederend zijn.

    Angststoornis

Sociale situaties worden bijna altijd ervaren met intense angst of ongemak of worden volledig vermeden.

    Angststoornis

Dwangneuroses over specifieke onderwerpen zoals netheid, orde, symmetrie, religie of seksuele gedachten

    Obsessieve-compulsieve stoornis (OCD)

Herhaaldelijk uittrekken van je eigen haar, wat leidt tot haaruitval.

    Trichotillomanie (haartrekstoornis)

Toenemende spanning vlak voordat je je terugtrekt of wanneer je probeert de impuls te weerstaan.

    Trichotillomanie (haartrekstoornis)

Tevredenheid, plezier of opluchting bij het uittrekken van haar.

Trichotillomanie (haartrekstoornis)

Overmatige vergelijking van uiterlijk met anderen, overmatig gebruik van kleding of make-up om vermeende gebreken te verbergen.

Lichaamsdysmorfische stoornis

Sterke overtuiging dat een gebrek hen lelijk of misvormd maakt, zelfs als het waargenomen gebrek onzichtbaar is voor anderen.

Lichaamsdysmorfische stoornis

Wat nu?

Als je vermoedt dat iemand een psychische stoornis heeft, is een gevoelige en ondersteunende aanpak cruciaal. Ten eerste is het belangrijk om open en niet-oordelende communicatie aan te moedigen. Spreek je bezorgdheid uit op een empathische manier en benadruk dat je handelt uit bezorgdheid en medeleven. Het is nuttig om specifieke observaties over veranderingen in gedrag of stemming te delen zonder een diagnose te stellen of een etiket op te plakken.

Luisteren speelt een essentiële rol. Geef de persoon de ruimte om over zijn gevoelens en ervaringen te praten zonder hem te onderbreken of meteen oplossingen aan te bieden. Het gevoel gehoord en begrepen te worden is op zich vaak al heel ondersteunend.

Moedig de persoon voorzichtig aan om professionele hulp te zoeken, maar erken dat de beslissing uiteindelijk bij hen ligt. Het kan nuttig zijn om informatie over beschikbare bronnen en hulp te onderzoeken en aan te bieden, maar zonder druk uit te oefenen. Soms kan het aanbieden om mee te gaan naar een afspraak extra steun bieden.

Het is ook belangrijk om voor je eigen geestelijke gezondheid te zorgen. Iemand ondersteunen met een psychische aandoening kan emotioneel uitputtend zijn. Zorg ook goed voor jezelf, stel grenzen om overweldiging te voorkomen en zoek zelf ondersteuning als dat nodig is.

Als je omgaat met iemand van wie je vermoedt dat hij of zij een psychische stoornis heeft, is het belangrijk om mededogen, geduld en begrip te tonen. Erken dat herstel een proces is en bied voortdurende ondersteuning terwijl je de autonomie en keuzes van de persoon respecteert.

Het voeren van een ondersteunend gesprek met iemand die een psychische aandoening heeft, vereist empathie, geduld en openheid. De sleutel tot zo'n gesprek is het creëren van een veilige, niet-oordelende omgeving waarin de persoon zich begrepen en gesteund voelt.

In het begin is het belangrijk om de persoon je volledige aandacht te geven. Zorg ervoor dat het gesprek plaatsvindt in een rustige en privé-omgeving, zonder afleidingen. Dit zal de persoon het gevoel geven dat zijn of haar welzijn jouw prioriteit is.

De volgende stap is luisteren zonder te oordelen. Het is cruciaal om actief te luisteren en aandacht te besteden aan wat de persoon zegt en hoe hij het zegt. Vermijd om meteen oplossingen aan te bieden of de problemen van de persoon te minimaliseren. Toon in plaats daarvan interesse en begrip door vragen te stellen. Vragen als "Hoe voel je je hierbij?" of "Wat denk je dat je zou kunnen helpen om je beter te voelen?" kunnen helpen om het gesprek te verdiepen.

Het is ook belangrijk om de persoon aan te moedigen om over zijn gevoelens en ervaringen te praten, maar zonder druk uit te oefenen. Sommige mensen hebben meer tijd nodig dan anderen om zich open te stellen. Laat zien dat je bereid bent om te luisteren wanneer ze klaar zijn om te praten.

Als het gepast lijkt, kun je informatie delen over professionele ondersteunende diensten. Veel mensen zijn zich niet bewust van de beschikbare hulpbronnen of zijn bang om de eerste stap te zetten. Je kunt voorstellen om samen op zoek te gaan naar geschikte hulp.

Het is ook nuttig om jezelf te informeren over psychische aandoeningen. Een beter begrip van de uitdagingen waarmee de persoon geconfronteerd wordt, kan je helpen om op een empathische en ondersteunende manier te reageren. Je moet jezelf echter niet positioneren als een expert in hun situatie, tenzij je professioneel gekwalificeerd bent.

Tot slot is het belangrijk om je eigen grenzen te erkennen. Ondersteunend zijn betekent niet dat je de problemen van de persoon kunt of moet oplossen. Soms is het het beste om er gewoon te zijn om te steunen en hen aan te moedigen om professionele hulp te zoeken.

Moedig de persoon voorzichtig aan om professionele hulp te zoeken, maar erken dat de beslissing uiteindelijk bij hen ligt. Het kan nuttig zijn om informatie over beschikbare bronnen en hulp te onderzoeken en aan te bieden, maar zonder druk uit te oefenen. Soms kan het aanbieden om mee te gaan naar een afspraak extra steun bieden.

Het is ook belangrijk om voor je eigen geestelijke gezondheid te zorgen. Iemand ondersteunen met een psychische aandoening kan emotioneel uitputtend zijn. Zorg ook goed voor jezelf, stel grenzen om overweldiging te voorkomen en zoek zelf ondersteuning als dat nodig is.

De eerste en belangrijkste stap is zorgen voor de fysieke en psychologische veiligheid van de betrokken persoon. Dit omvat het inschatten van risico's zoals zelfbeschadiging of suïcidaal gedrag en het nemen van gepaste beschermingsmaatregelen. Bij onmiddellijk gevaar is het cruciaal om professionele hulp in te roepen of de persoon naar een veilige omgeving te brengen.

Het vermogen om kalm en aanwezig te blijven werkt aanstekelijk en kan helpen om de persoon in kwestie gerust te stellen. Een kalme, ondersteunende houding helpt om vertrouwen op te bouwen en een sfeer te creëren waarin de persoon bereid is om over zijn ervaringen te praten.

Het doel is om de onmiddellijke psychologische stress te verminderen en de persoon te stabiliseren. Dit kan gebeuren door geruststelling, geruststelling en het geven van praktische steun om aan de onmiddellijke behoeften te voldoen. Het is ook nuttig om de persoon te helpen zijn gedachten te ordenen en stap voor stap te plannen.

Samen met de betrokkene moet een plan worden ontwikkeld dat zowel kortetermijnoplossingen voor de acute crisis als langetermijnstrategieën voor het omgaan met toekomstige stressfactoren omvat. Dit kan het identificeren van hulpbronnen om ermee om te gaan, het afspreken van veiligheidsmaatregelen en het plannen van verdere professionele ondersteuning omvatten.

In veel gevallen is het gepast om de persoon door te verwijzen naar professionals of gespecialiseerde diensten die een meer diepgaande behandeling of ondersteuning kunnen bieden.

De noodzaak erkennen en professionele hulp zoeken voor geestelijke gezondheidsproblemen is een belangrijke stap die moed vereist en een teken van kracht is. Veel mensen aarzelen om deze stap te zetten, door onzekerheid, angst voor stigmatisering of gewoon omdat ze niet weten wanneer en hoe ze hulp moeten zoeken. Er zijn echter bepaalde signalen en situaties die erop kunnen wijzen dat het tijd is om professionele hulp te zoeken.

Als emotionele of psychologische problemen langere tijd aanhouden en het dagelijks leven beginnen te verstoren, kan dit een duidelijk signaal zijn dat het tijd is om hulp te zoeken. Denk bijvoorbeeld aan aanhoudende gevoelens van verdriet, angst, extreme stemmingswisselingen of terugtrekking uit sociale contacten en activiteiten die vroeger vreugde brachten. Bijzonder alarmerend zijn gedachten aan zelfbeschadiging of zelfmoord, die altijd serieus moeten worden genomen en waarvoor onmiddellijk professionele hulp moet worden gezocht.

De eerste stap op weg naar hulp kan zijn om contact op te nemen met je huisarts. Deze kan een eerste beoordeling uitvoeren en de persoon indien nodig doorverwijzen naar gespecialiseerde professionals zoals psychiaters of psychotherapeuten. Deze specialisten kunnen dan de juiste behandelingsopties met de persoon in kwestie bespreken en een persoonlijk behandelplan opstellen.

Naast artsen en therapeuten zijn er ook counselingcentra die gespecialiseerde hulp bieden bij specifieke problemen zoals verslaving, rouw of familieconflicten. In acute crisissituaties kunnen hulpdiensten of crisishotlines een onmiddellijk aanspreekpunt bieden en eerste hulp bieden, vaak de klok rond.

Met de komst van digitale technologieën zijn er extra hulpmiddelen ontwikkeld voor mensen in geestelijke nood. Online therapiediensten, forums en steungroepen bieden flexibele en laagdrempelige manieren om steun te vinden. Deze opties kunnen vooral waardevol zijn voor mensen die persoonlijke ontmoetingen uit de weg gaan of in afgelegen gebieden wonen.

De beslissing om hulp te zoeken is de eerste en vaak moeilijkste stap op weg naar herstel. Het is belangrijk om te erkennen dat psychische aandoeningen net zo belangrijk zijn en net zo goed behandeld moeten worden als lichamelijke aandoeningen. Professionele hulp zoeken is een proactieve stap om je eigen gezondheid en levenskwaliteit te verbeteren.